엄마 성교육의 힘

"이 책에서 '엄마'는 부모와 세상의

모든 양육자를 대표하는 단어로 사용되었습니다.

즉, '엄마'는 단순히 여성 부모만을 지칭하는 것이 아니라,

아이를 키우고 돌보는 모든 사람들을 포함하는

포괄적인 의미로 사용되었음을 강조합니다."

0세~10세 부모를 위한
실제 사례로 풀어낸 일상 속 실전 성교육 가이드

엄마 성교육의 힘

한혜선 지음
김봉환 감수

별내리

일러두기

이 책은 성 행동이나 질문 앞에서 막막함을 느낀 부모에게 당황스러운 순간을
따뜻한 성장의 기회로 바꿔줄 실용적이고 관계 중심적인 성교육 안내서입니다.

이야기를 시작하며

"엄마 성교육의 힘"

처음 이 제목을 본 엄마라면, 마음속에 물음표 하나가 떠오를지 몰라요.
'성교육을 내가 해야 해?', '그걸 어떻게 하지?', 혹은 '나는 잘 못할 것 같은데….' 그런 생각이 드셨다면, 잘 오셨어요. 이 책은 바로 그런 엄마들을 위한 책이에요.

성에 대한 질문은 아이가 처음으로 '자기 자신'을 인식하게 되는 순간에서 시작돼요. 엄마, 여긴 뭐야? 나랑 친구는 왜 달라? 그 물음 뒤에는 '나는 누구일까', '내 몸은 어떤 걸까' 하는 깊은 마음의 신호가 숨어 있어요.

성은 몸에 대한 이야기이기도 하지만 마음, 감정, 관계 그리고 자기 자신을 소중히 여기는 태도와 아주 깊이 이어져 있어요. 그래서 성교육은 지식을 전달하는 것이 아니라 아이의 마음을 듣고, 말 걸고, 함께 자라는 하루하루의 대화 안에 있어요.

그 시작을 도와드리고 싶습니다.
아이에게 성에 대해 어떻게 말하면 좋을지, 엄마가 느끼는 불안과 걱정을 어떻게 다독이면 좋을지, 아이가 자신의 몸과 마음을 사랑하며 자랄 수 있도록 엄마가 건네줄 수 있는 말과 태도, 시선 하나하나를 모두 담았습니다.

책 속에 담긴 질문들은 실제 사례들로 많은 엄마들이 궁금해하는 이야기들이에요. 아이의 호기심, 갑작스러운 질문, 당황스러운 행동들. 그 순간들 속에서 엄마가 흔들리지 않고, 심리 발달의 눈으로 성을 이해할 수 있도록 안내할게요.

엄마가 배우고 알아가는 만큼 아이의 마음은 더 따뜻한 공간에서 자라게 됩니다. 그 작은 시작이 아이의 평생을 지켜주는 힘이 될 거예요.

이 책이 성교육이라는 낯선 길 위에서 당신을 지지해 주는 나침반이 되기를 바랍니다.

추천의 글

무엇이든 물어보는 아이에게, 무엇이든 말할 수 있는 엄마로

아이를 키우는 하루하루는 예상치 못한 질문과 마주하는 연속입니다. 그중에서도 '성'에 대한 질문 앞에서 우리는 가장 망설이고, 가장 말문이 막히곤 합니다. 부모가 된 우리 대부분은 성에 대해 터놓고 말해본 기억이 부족하기에, 아이의 성적 호기심이나 행동 앞에서 당황하는 건 너무나 자연스러운 일입니다.

이 책은 그러한 현실을 부드럽게 마주 보게 해줍니다. 지식을 쌓기보다 마음을 먼저 다루고, 정답을 찾기보다 관계에 더 깊이 귀 기울이게 해줍니다.

저자인 한혜선 강사는 많은 아이와 부모 곁에서 따뜻한 시선으로 성이라는 주제를 바라보며, 어떻게 아이에게 '알려줄까,'보다 어떻게 '함께 살아갈까'를 고민해 온 교육자입니다. 그 따뜻함이 책 한 줄 한 줄에 잔잔히 배어 있습니다.

"고추가 커졌어요"라는 아이의 말에도 '왜 자꾸 만지지?'라는 부모의 걱정에도 이 책은 우리에게 말합니다.
"놀라지 않아도 괜찮다"고… "당황하지 않아도 된다"고…
아이의 행동 뒤에 있는 감정과 발달의 흐름을 짚어주며, 엄마 아빠가 혼란스러워하는 그 순간에도 따뜻하게 손을 잡아주는 책입니다.

생식기 명칭은 왜 정확하게 알려줘야 하는지, 목욕 예절은 어떻게 말해야 하는지, 유아 자위 행동이나 성적 놀이를 어떻게 바라봐야 할지까지…, 부모들이 가장 어려워하는 질문들에 실제적인 예시와 함께 따뜻하고 분명한 방향을 제시해 줍니다.
무엇보다 인상적인 점은 이 책이 '성교육은 곧 인성교육이고, 관계를 배우는 교육이며, 자존감을 심어주는 일'이라는 메시지를 일관되게 품고 있다는 것입니다. 성은 가르치는 것이 아니라 함께 이야기하고 나누는 것이며, 부모 혼자 감당해야 하는 짐이 아니라 함께 만들어가야 할 여정임을 전합니다.

『엄마 성교육의 힘』은 몸에 관한 이야기만이 아닌, 마음과 감정 그리고 관계를 어떻게 건강하게 다룰 것인가에 대한 이야기입니다. '엄마'라는 단어 속에는 모든 양육자를 향한 포용의 뜻이 담겨 있고, 성교육이 성별에 따라 나뉘는 것이 아니라, 함께 손잡고 걸어가야 할 중요한 여정임을 이야기합니다.

이 책을 읽는다는 것은 아이의 눈높이에서 세상을 새롭게 바라보는 일입니다. 그 과정 속에서 나 자신의 어린 시절을 위로하고, 지금의 나를 돌아보며, 아이와 함께 한 걸음씩 자라나는 경험을 하게 됩니다.

이 책은 부모의 불안을 감싸 안아주며, 아이가 자기 몸과 마음을 사랑하고 존중할 수 있도록 도와주는 든든한 길잡이입니다. 『엄마 성교육의 힘』은 단순한 육아책을 넘어 우리 모두에게 "이제 말해도 괜찮다"라고, "함께 이야기할 수 있다"라고 속삭여 주는 따뜻한 시작점입니다.

이 책이 더 많은 엄마, 더 많은 양육자에게 닿아 삶의 언어로 퍼져 나가길 진심으로 바랍니다.

사단법인 푸른아우성 **대표 이충민**

차례

이야기를 시작하며 _ 5
추천의 글 _ 8

1부 모르는 것은 배워요

1장 ─────── 엄마부터 배워요

- 성교육, 나만 어렵나요? 19
- 성에 대해 말하는 법을 배운 적이 없어요 20
- 성교육은 몇 살부터 시작하나요? 21
- 아들 성교육은 아빠가? 딸 성교육은 엄마가? 23
- 성교육은 결국 인성(人性) 교육입니다 25
- 아이와 건강한 성 이야기를 나눌 준비가 되어 있을까? 26
  - 성교육 셀프 체크리스트 26

2장 ─────── 연령별 심리 성적 발달 단계가 있다고요?

- 뭐든지 입으로 구강기 29
- 세상에서 제일 재밌는 똥·방귀·똥꼬 항문기 30
- 생식기 호기심천국 남근기 31
- 왜 갑자기 잠잠해졌을까? 잠복기 32
- 사춘기부터 다시 생식기 33

2부 틀린 것은 고쳐요 일상 속 사례를 통해 보는 명쾌한 실전 성교육

1장 ──────────── 생식기 관련 질문

- 생식기 명칭 '소중이'라는 표현 문제 없나요? 37
- 남자는 고추가 있는데 여자는 왜 고추가 없어요? 39
- 7세 딸이 남동생 기저귀 가는 모습을 자주 쳐다보는데, 어떻게 해야 할까요? 40
- 엄마! 고추를 만지니까 자꾸 커져요 42
- 나는 앉아서 쉬하는데, 왜 내 친구는 서서 쉬해요? 43
- 아기는 어떻게 태어나요? 44
- 엄마 나는 어디로 나왔어요? 보여주세요! 46

2장 ──────────── 목욕 에티켓

- 아빠가 5세 딸을 씻겨도 되나요? 47
- 성별이 다른 부모와 몇 살까지 목욕해도 되나요? 49
- 가족이니까 샤워 후 다 벗고 나와도 괜찮을까요? 50
- 남매간의 목욕은 몇 살까지 해도 되나요? 51

3장 ──────────── 우리 아이, '나만의 존'을 배우다

- '나만의 존'을 연습해 보아요 52
- 좋아하면 자꾸 친구를 껴안는 아이, 친구를 만지려는 아이 55

4장 유아 자위의 모든 것

- 유아 자위란? 56
- 유아 자위를 하는 우리 아이, 어떻게 대처해야 할까요? 58
- 유아 자위에 대한 잘못된 대처 방법이 있나요? 60
- 영유아 아이들에게 가장 많이 보여지는 유아 자위 사례 61

초기단계
- ▶ 9개월 아이가 기저귀를 찬 상태에서 자주 바닥에 생식기를 비벼요 61
- ▶ 아이가 베개를 다리 사이에 끼우고 움직이면서 땀을 뻘뻘 흘려요 62
- ▶ 잠들기 전에 팬티에 손을 넣고 만지는데, 괜찮을까요? 64
- ▶ 패밀리 침대에서 함께 잘 때 몸을 만지는 경우라면? 65
- ▶ 등하원차에서 생식기를 만져요 66

고착단계
- ▶ '하지마!', '손 빼!' 유아 자위를 중단시켰는데 더 심해졌어요 68

재발단계
- ▶ 초등학교에 입학면서 자위 행동을 다시 시작해요 69

심각단계
- ▶ 아이가 혼자 있으려고만 하고 자위 횟수가 하루에 10회 이상이에요 71

5장 성적 놀이_관계교육

- 영유아기 성적 놀이란? 73
- 성적 놀이 기준(놀이로 보아야 한다 vs 아니다 / 놀이를 넘어섰다) 75
- 성적 놀이 사례 77
- 놀이 약속 정하기 79

- 성적 놀이를 넘었다고 보는 사례 80
  - 우리 아이가 동의 없이 친구의 생식기를 만졌어요 80
  - [내 아이가 행위 아동일 경우] 80
  - [내 아이가 피해 아동일 경우] 86
  - 가족끼리 일어난 성적 행동 어떻게 해야 하나요? 89
- 원(어린이집, 유치원)에서 성적 놀이 발생 시 대처 방법 91

6장 — 유튜브가 우리 아이에게 성을 가르치고 있다면?

- "엄마, 이거 웃긴데 봐봐!" 그 장면, 정말 웃어도 될까? 92
- 부모가 체크할 수 있는 디지털 위험 신호 94
- 음란물에 노출된 것 같아요 95
- 기술은 설정하고, 마음은 연결하는 엄마의 대응법 98

7장 — 너무 걱정 되요

- ADHD 아이들은 어떻게 성교육을 해야 하나요? 99
- 요즘 성폭력 예방교육!! '장난치지 마세요' 101
- 하루 종일 영상을 보여달라 떼쓰는 아이 103
- 우리 아이 첫 스마트폰, 선물이 아닌 약속으로 시작하세요 106
  - 스마트폰 사용 규칙계획서 107
- 여자가 되고 싶다는 우리 아들, 남자가 되고 싶다는 우리 딸 109
- 아이가 부부관계를 목격했어요 111

3부 부족한 것은 채워요

1장 — 심리를 통해 보는 우리 아이 성적 행동

- 엄마가 일을 하기 시작하니 아이가 가슴에 집착해요　　117
- 좋으면 친구를 끌어안고 뽀뽀하는 아이, 어떻게 해야 할까요　　119
- 동생이 태어난 후, 유아 자위 행동을 시작한 첫째 아이　　121
- 아이가 자주 팬티를 벗어요. 왜 그럴까요?　　123
- 아이가 사람을 그릴 때 생식기 부분을 강조해요　　126
- 부모와의 정서경험이 아이의 성적 행동으로 나타나는 방식　　127

2장 — 애착은 안녕하십니까?

- 사춘기 문제행동, 애착에서 시작되는 이야기　　129
- 성행동 너머에 있는 우리 아이 마음　　132
- 안아줘! 안아줘! 우리 아이가 사랑을 너무 갈구해요　　133
- 조금만 화내도 "엄마! 나 싫어졌어?"라고 물어요　　136
- 어린시절 사랑을 못 받아봐서, 아이에게 사랑 주는 것이 너무 어려워요　　138

나를 껴안는 시간　　141
나의 어린 시절 애착은 어땠을까?　　142
나의 다짐 한마디　　147

이야기를 맺으며　　148

1부

모르는 것은 배워요

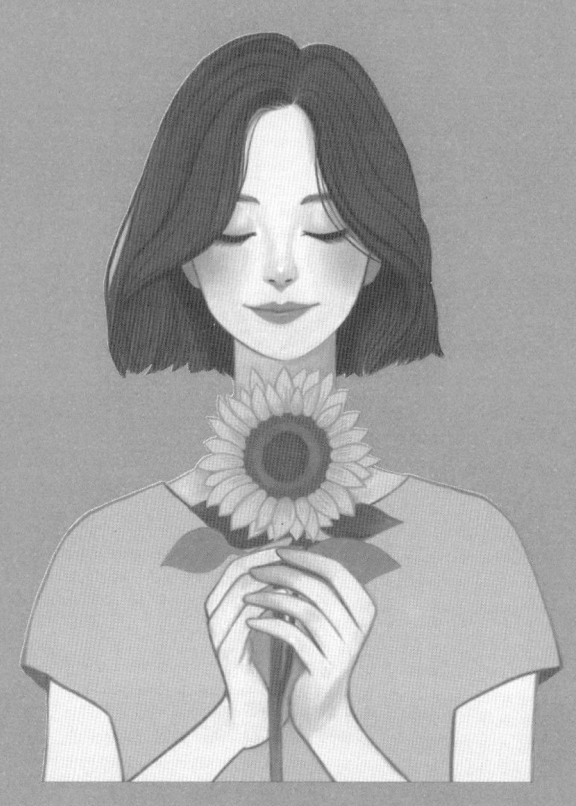

성에 대해 부모가 편안하게 말할 수 있어야

아이도 안심하고 질문할 수 있고

그래야 진짜 '소통'이 시작됩니다.

엄마부터 배워요

성교육, 나만 어렵나요?

성교육 이야기만 나오면 어딘가 어색하고 어렵게 느껴집니다.

많은 부모들이 성교육 앞에서 입을 다물게 되는 이유는 사실 아주 단순하고도 당연합니다.

학창 시절 학교에서 배운 성교육은 생리, 몽정, 피임처럼 단편적인 지식에 그쳤고, 가정에서는 "그런 것은 말하는 거 아니야"라는 금기와 침묵 속에서 자라왔기 때문이죠.

그렇게 자란 우리가 부모가 되어 아이들이 성에 대해 질문하거나 성적인 행동을 보일 때 무엇을, 어떻게 말해야 할지 막막하고 어려운 것은 어쩌면 너무나도 자연스러운 일입니다.

성에 대해 말하는 법을 배운 적이 없어요

부모 세대는 성을 생각해본 적은 있어도 어떻게 말해야 할지, 어떤 언어로 표현해야 할지 배운 적이 없습니다.

제대로 배워 본적이 없으니 당연히 제대로 가르치는 언어도 없습니다.

그래서 부모가 먼저 제대로 배워야 합니다. 어색하더라도 조금씩 연습하고, 배우고, 말해보는 경험이 쌓이면 아이와의 대화가 훨씬 자연스러워집니다. 부모가 편안하게 말할 수 있어야 아이도 안심하고 질문할 수 있고 그래야 진짜 '소통'이 시작됩니다. 성에 대해 나누는 말은 아이의 몸과 마음을 지키는 힘이 됩니다. 그 시작은 부모의 배움과 용기에서부터 출발합니다.

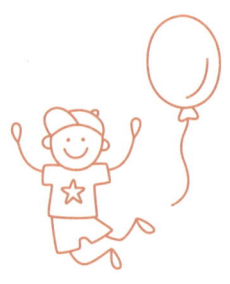

성교육은 몇 살부터 시작하나요?

아이가 성에 대해 질문하는 순간부터 자연스럽게 성교육은 시작되며 속도가 아닌 아이의 연령에 맞춰 적절한 방향으로 진행되어야 합니다.

• **유아기(1~7세)**: 이 시기에는 정확한 지식 전달보다는 아이에게 성에 대해 부정적인 느낌을 주지 않도록 부모의 긍정적인 태도가 가장 중요합니다.

개인공간과 타인의 신체를 존중하는 방법을 알려주는 것도 이때 시작됩니다. "안돼!", "내 몸은 소중해"같은 표현을 통해 자기 보호의 중요성을 이해하고 더불어 다른 사람의 몸도 소중히 생각할 줄 아는 것을 배우는 시기입니다.

• **초등학교 저학년(8~10세)**: 이 시기에는 기본적인 성별 차이와 생식기관의 역할을 간단히 설명하고 개인 위생의 중요성도 함께 가르쳐야 합니다. 학교라는 공동체 생활을 시작하는 나이로 성에 대한 사회적 약속과 에티켓을 더 강조해서 교육해야 하는 시기입니다.

• 초등학교 고학년(11~13세): 이때부터는 사춘기가 시작되는 시기로 성교육 전문가와의 교육을 통해 성적 발달, 생리, 몽정 등 2차성징과 더불어 디지털 성교육과 성관계에 대한 개념을 이해하는 교육이 필요한 시기입니다.

• 중고등학교(13세 이상): 청소년기에 접어들면 성적 정체성, 성적 동의, 피임, 성병 예방 등 더 심화된 주제를 다루어야 합니다. 건강한 이성교제와 성적 관계, 책임 있는 행동에 대해 교육하는 것도 필수입니다.

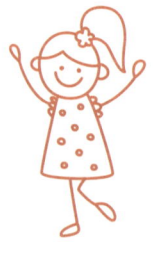

아들 성교육은 아빠가? 딸 성교육은 엄마가?

성교육에서 가장 중요한 것은 성별보다는 아이와 부모 사이의 신뢰와 열린 대화입니다.

아들이든 딸이든 성교육을 한 사람이 책임지는 것이 아니라 부모가 함께 역할을 나누고 협력하는 것이 바람직합니다.

아이가 성에 대해 궁금해하는 순간이 오면 아빠든 엄마든 솔직하게 대화를 나눌 수 있어야 합니다.

아이가 언제든지 자신이 신뢰하는 부모에게 질문할 수 있는 환경을 만들어주는 것이죠.

부모가 함께 성교육에 대한 기본 지식을 공유하고 같은 메시지를 전달하는 것도 중요합니다. 이렇게 하면 부모 중 누구와 이야기하든 아이는 일관된 정보를 얻을 수 있어요.

사춘기때 특정 신체 변화와 관련된 주제에서는 같은 성별의 부모가 더 쉽게 대화를 나눌 수 있어요.

엄마가 딸에게 생리에 대해 이야기하거나 아빠가 아들에게 몽정에 대해 이야기하는 것이 더 자연스러울 수 있죠. 하지만 이 또한 아이가 어떤 부모와 더 편하게 대화할 수 있는지에 따라 달라질 수 있습니다.

성교육은 부모가 함께 협력해서 아이의 필요와 편안함을 최우선으로 고려해 진행하는 것이 중요합니다. 아이가 성에 대해 자유롭게 질문하고 부모는 그 질문에 대해 진지하고 솔직하게 답할 수 있는 환경을 만드는 것이 성교육의 핵심이라고 할 수 있습니다.

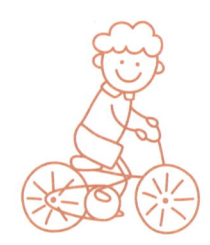

성교육은 결국 인성 교육입니다

• **성범죄 사건 뒤에 숨겨진 진짜 메시지**

성범죄 보도마다 반복되는 "사람이 돼야지", "인성이 문제다", "공부보다 중요한 것은 인성이다." 이런 반응은 단순한 분노가 아니라 사회가 놓치고 있는 본질에 대한 경고입니다.

성 문제는 정보 부족이 아니라 인간에 대한 존중의 부재, 즉 인성의 문제에서 비롯됩니다.

건강한 성의식은 인간을 바라보는 태도이며 왜곡된 성 인식은 타인에 대한 배려와 존중이 결여된 모습으로 드러납니다.

아리스토텔레스, 심리학자 윌리엄 제임스는 신체적 감각과 인성, 감정은 연결되어 있다고 보았습니다. 자신의 몸을 존중하는 법을 배우는 것이 결국 타인을 존중하는 법을 배우는 것이며 이것이 인성을 키우는 교육입니다.

더 나은 사회는 '성'과 '인성'을 함께 이야기할 때 시작됩니다.

아이와 건강한 성 이야기를 나눌 준비가 되어 있을까?

성교육 셀프 체크리스트

1. 나의 성 인식 점검

☐ 나는 성에 대해 말하는 것이 불편하거나 부끄럽지 않다.

☐ 나는 성이 더럽거나 금기시되어야 할 것이 아니라고 생각한다.

☐ 나는 자라면서 받은 성교육이 충분했는지 돌아본 적이 있다.

☐ 나는 성은 관계, 감정, 존중과 연결된 중요한 주제라고 생각한다.

2. 성교육에 대한 나의 준비도

☐ 나는 아이의 성적인 질문이나 행동에 놀라기보다는 이해하려 노력한다.

☐ 나는 아이에게 올바른 신체 명칭(음경, 질 등)을 자연스럽게 사용할 수 있다.

☐ 나는 아이의 성적 행동을 볼 때 '감정의 신호일 수 있다'는 관점으로 본다.

☐ 나는 성에 대해 아이의 수준에 맞게 이야기할 수 있는 언어를 연습하고 있다.

3. 성교육 대화 실천 점검

☐ 나는 아이와 평소에 몸, 감정, 관계에 대해 대화하는 시간을 갖는다.

☐ 나는 '그만해!' 대신 "왜 그런 행동을 했을까?"라고 질문하는 태도를 갖고 있다.

☐ 나는 아이가 언제든 성에 대해 편안하게 물어볼 수 있는 분위기를 만들고 있다.

☐ 나는 '성은 이야기해도 괜찮은 주제'라는 메시지를 아이에게 주고 있다.

4. 부모로서의 성교육 방향성

☐ 나는 성교육을 '가르치는 것'보다 '함께 나누고 배워가는 것'이라 생각한다.

☐ 나는 성교육이 자녀의 자존감, 자기 보호 능력, 관계의 기초가 된다는 걸 알고 있다.

☐ 나는 아이가 건강한 성적 자아를 형성할 수 있도록 든든한 버팀목이자 길 안내자가 되고 싶다.

5. 마지막 질문

- 내 아이가 성에 대해 가장 먼저 물어보는 사람이 나이기를 원하는가?
- 그 질문을 들었을 때, 나는 미소 지으며 이야기할 준비가 되어 있는가?

--- ---

이 체크리스트는 '예'가 많을수록, 당신은 성교육에 대해 열려 있는 태도를 가지고 있다는 뜻입니다. 부족하다고 느껴지는 부분은 지금부터 천천히 함께 채워가면 됩니다. 아이와 함께 성장하는 성교육, 그 시작은 바로 '당신'입니다.

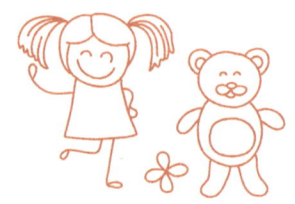

2장 — 연령별 심리 성적 발달 단계가 있다고요?

지그문트 프로이트(Sigmund Freud)에 따르면, 성에너지(리비도)는 인간의 발달 과정에서 특정 신체 부위에 집중되며 리비도가 신체의 특정 부위로 옮겨 다니는 과정을 5단계로 나누었습니다.

뭐든지 입으로 구강기: 출생~약1세

이 시기의 리비도는 입에 집중됩니다.

구강기(Oral Stage) 아이들은 젖을 빨고, 손가락을 빨고, 물건을 입에 넣는 등 입을 사용해 세상을 탐색하지요. 이 과정에서 아이는 만족감과 안정을 느끼게 됩니다. 프로이트는 이 시기가 아이의 초기 욕구 충족과 관련이 깊다고 봤어요. 젖을 먹으면서 아이는 구강기 욕구를 채우고 동시에 엄마와의 신체적 접촉을 통해 정서적 안정감도 느낍니다.

세상에서 제일 재미있는 똥·방귀·똥꼬 항문기: 약 1~3세

이 시기에는 리비도가 항문에 집중됩니다.

항문기(Anal Stage) 아이들은 '똥', 방귀에 아주 큰 관심을 갖기 시작해요. 방귀, 똥이라는 단어만 들어도 깔깔깔 넘어갑니다. 리비도가 항문에 집중되는 시기인 항문기의 아이들의 모습입니다.

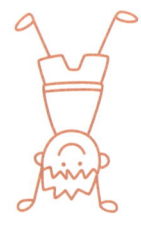

생식기 호기심천국 남근기: 약 3~7세

이 시기는 리비도가 성기에 집중됩니다.

   남근기(Phallic Stage) 아이들은 자연스럽게 자신의 몸에 대해 궁금해하고 "남자랑 여자는 왜 다르게 생겼지?" 같은 질문을 던지며 남녀의 신체 차이에 대한 호기심이 점점 커져갑니다.

   이러한 관심은 놀이와 행동으로 이어지기도 합니다. 친구에게 "나는 고추가 있는데, 너는 왜 없어?"라고 묻거나 서로의 성기를 비교하고 관찰해보는 모습이 나타나는데 이 역시 남근기 발달 과정에서 자주 보이는 행동입니다.

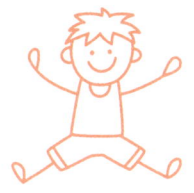

왜 갑자기 잠잠해졌을까? 잠복기: 약 8~10세

이 시기는 리비도가 숨어 있어요.

 잠복기(Latency Stage)는 조금 특별한 시기예요. 이 시기는 초등학교 저학년 시절에 해당되는데 이때 아이들은 이전 단계에서 그렇게나 강했던 성적 호기심과 욕구가 마치 잠잠해진 것처럼 보입니다. 그래서 이 시기를 '잠복기'라고 합니다.

 잠복기는 리비도가 사라진 시기가 아니라 '관계'로 방향을 바꾸는 시기입니다.

 부모는 잠복기때 '관계 코치'가 되어야 합니다. 아이를 혼자 두지 않고 사람 사이에서 자라는 경험과 친구와 서툴러도 관계를 시도할 수 있는 다양한 환경을 많이 만들어 주세요. 잠복기는 사춘기의 마음이 자라기 전 사회성과 감정을 차곡차곡 저장하는 중요한 시기입니다.

사춘기부터 다시 생식기: 11세~성인

리비도가 다시 성기에 집중하는 시기로 사춘기가 시작됩니다. 이때 아이들은 신체적으로도 감정적으로도 큰 변화를 겪으며 성호르몬이 왕성하게 분비되기 시작하는 '생식기(Genital Stage)'에 들어섭니다.

생식기에 접어들면 아이들은 자신의 몸에 대해 새로운 감정과 인식을 느끼기 시작합니다. 성에 대한 관심이 눈에 띄게 증가하고 예전에는 단순히 친구로만 생각했던 이성 친구가 갑자기 다르게 보이기도 하며 자기 몸의 변화에 대해 호기심을 갖게 됩니다.

이 시기는 단순히 신체적 변화에 그치는 것이 아니라 '나는 누구인가'에 대한 자기인식이 깊어지고 '어떤 사람으로 살아갈 것인가'를 고민하며 자아를 형성해가는 중요한 과정입니다. 성에 대한 관심 역시 이런 자아형성 과정 속에서 자연스럽게 등장하는 부분이지요.

이 시기의 아이들에게는 신체 변화뿐 아니라 감정의 변화를 함께 이해하고 지지해 주는 대화가 꼭 필요합니다.

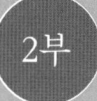

2부

틀린 것은 고쳐요

일상생활 속 사례를 통해 보는 명쾌한 실전 성교육

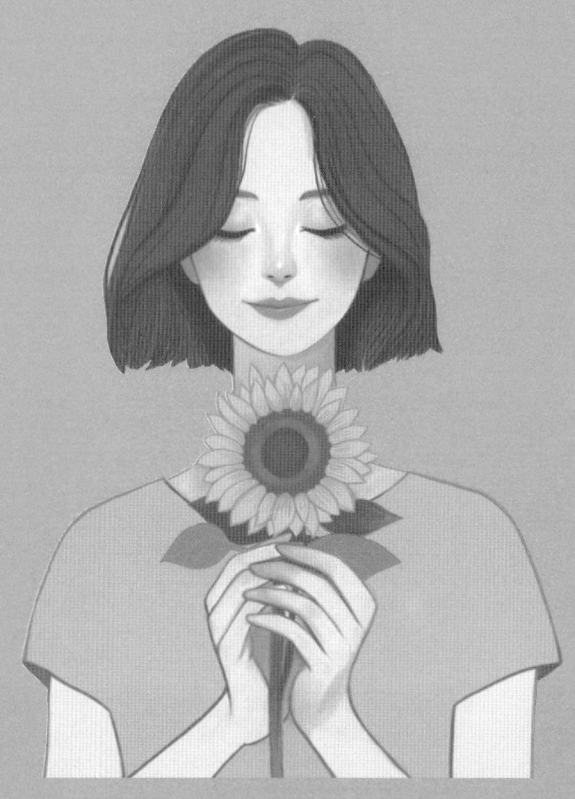

아이의 호기심 자체를

부끄럽게 만들지 않으면서도

서로의 몸에 대한 존중과 경계를

배우는 기회로 연결해줄 수 있습니다.

1장 • 생식기 관련 질문

생식기 명칭 '소중이'라는 표현 문제 없나요?

많은 부모들이 아이들에게 생식기를 '소중이', '보물' 같은 애칭으로 부릅니다. "생식기는 소중한 곳이니까 '소중이'라고 부르자"라는 식이죠.

하지만 몸의 다른 부위도 모두 소중한데, 유독 생식기에만 특별한 이름을 붙이는 이유는 무엇일까요? 이는 생식기를 숨겨야 하거나 부끄러운 부위로 여겨온 문화적 시선 때문일 수 있습니다. 기존에 '고추', '잠지' 같은 명칭에 익숙했던 부모들이 갑자기 '음경', '음순'이라는 정확한 용어를 쓰려니 어색함을 느끼는 것도 당연합니다. 그렇지만, 올바른 명칭을 익히고 나면 자연스럽게 말하는 것도 가능해집니다.

　전통적인 표현들에도 생명에 대한 존중이 담겨 있었습니다. 예를 들어, '고추'는 생명의 막대기로, '잠지'는 잠잠히 잠긴 보배로운 연못으로 표현되며 생명의 신비를 담고 있었지요.

　그래서 기존 표현을 무조건 부정하기보다, 아이가 이해할 수 있도록 정확한 명칭을 함께 알려주는 방식이 바람직합니다.

"이것은 고추라고도 부르지만, 정확한 이름은 '음경'이야."
"잠지는 네 '음순'이라는 부위를 말하는 거야."

　이처럼 정확한 명칭을 알려주는 것은 단순한 지식 전달을 넘어, 내 몸을 존중하는 시작이 됩니다. 이는 자존감과 자기 보호 감각을 기르는 데에도 큰 도움이 됩니다. 또한, 위험한 상황에서 자신의 몸을 정확하게 설명하고 도움을 요청할 수 있는 힘이 되기도 합니다.

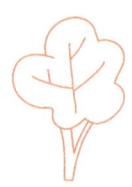

남자는 고추가 있는데 여자는 왜 고추가 없어요?

"남자는 있고, 여자는 없어."라고만 설명한다면 아이에게는 자연스럽게 비교의 시선이 자리 잡게 되고, 특히 여자아이에게는 결핍감을 느끼게 할 수 있습니다.

그래서 성에 대해 이야기할 땐 '차별'이 아닌 '차이'를 존중하는 언어를 사용하는 것이 중요합니다.

"여자는 고추가 없는 것이 아니야. 남자는 고추가 몸 밖으로 나와 있고 여자는 몸 안쪽에 있어서 더 따뜻하고 안전하게 보호받고 있단다".

이렇게 남자의 고추를 기준으로 있다/없다를 따지는 것이 아니라, 각자 다른 모습을 가진 것으로 설명해 준다면, 서로의 몸이 '다르게 생겼지만 모두 소중하다.'는 메시지를 자연스럽게 전할 수 있습니다.

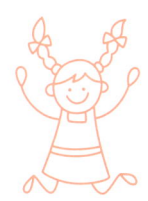

7세 딸이 남동생 기저귀 가는 모습을 자주 쳐다보는데, 어떻게 해야 할까요?

7세는 남근기의 연장선에 있는 시기로 남자와 여자의 신체적 차이에 본능적인 호기심을 느끼지요.

동생의 기저귀를 유심히 바라보는 것도 "어떻게 다를까?", "왜 다를까?" 하는 궁금증에서 비롯된 건강한 발달 과정 중 하나로 볼 수 있습니다.

호기심을 갖는 것 자체는 자연스럽지만 상대방의 몸을 계속 바라보는 것은 그 사람에게 불편함을 줄 수 있다는 것을 이제 아이에게 알려줄 필요가 있습니다.

아직 동생은 어리기 때문에 싫다고 표현하지는 못하지만 누구의 몸이든 동의 없이 계속 쳐다보거나 만지는 것은 옳지 않다는 경계를 자연스럽게 가르쳐 주는 시기인 거죠.

"네가 동생 몸이 궁금했던 것은 자연스러운 거야. 그런데 아무리 궁금해도 계속 바라보는 것은 동생이 불편할 수도 있어. 우리 몸은 소중하니까 동의 없이 오래 쳐다보거나 만지면 안

되는 거야."

　남녀의 차이를 설명해 주신 후 "이제 궁금했던 것은 알았으니까, 동생 몸을 계속 보는 것은 그만하자. 앞으로도 몸에 대해 궁금한 것이 있으면 엄마한테 얼마든지 물어봐도 돼."

　이렇게 아이의 호기심 자체를 부끄럽게 만들지 않으면서도 서로의 몸에 대한 존중과 경계를 배우는 기회로 연결해줄 수 있습니다.

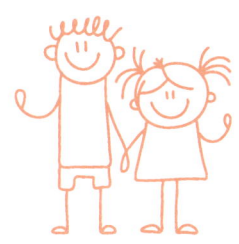

엄마! 고추를 만지니까 자꾸 커져요

아이가 이렇게 물어올 때는, 부끄러워하거나 얼버무리지 말고 우리 몸의 자연스러운 반응으로 알려 주세요.

"우리 풍선을 생각해볼까? 풍선을 불기 전엔 작고 말랑말랑하지만, 바람을 불면 점점 커지고 단단해지지? 고추도 만지거나 자극을 받으면 피가 모이면서 커지고 단단해지는 거야. 마치 풍선에 바람이 들어가는 것처럼 말이지. 이것은 너의 몸이 잘 작동하고 있다는 자연스러운 신호야. 건강하다는 뜻이니까 걱정하지 않아도 돼."

더불어 지켜야 할 약속도 함께 알려 주세요.

"그런데 고추를 만지는 것은 혼자 있을 때, 다른 사람이 보지 않는 곳에서만 해야 해. 왜냐하면 다른 사람이 보면 불편해질 수 있기 때문이지. 우리가 화장실이 급해도 아무 데서나 볼일을 보지 않고, 꼭 화장실 안에서만 하는 것처럼, 고추를 만지는 것도 혼자 있을 때만 하는 약속이 필요한 거야. 그것은 다른 사람을 배려하는 마음이기도 하고, 내 몸을 소중하게 대하는 방법이기도 해."

이런 대화을 통해 자기 몸을 존중하는 태도와 타인을 배려

하는 사회적 예절까지 자연스럽게 배울 수 있답니다.

나는 앉아서 쉬하는데, 왜 내 친구는 서서 쉬해요?

"남자랑 여자는 몸의 생긴 모습이 조금 달라서 쉬하는 방법도 달라.

남자들은 (고추) 정확하게는 '음경'이 몸 밖으로 나와 있어서 서서 쉬할 수 있고, 여자들은 (잠지) 정확하게는 '음순'이 몸 안쪽에 있어서 앉아서 쉬하는 것이 편해.

그래서 누구는 서서 하고, 누구는 앉아서 하는 거야. 다름은 아주 자연스러운 거니까, 이상하게 보거나 쳐다보지 말고 서로 존중해 주면 돼."

아기는 어떻게 태어나요?

아이들이 성에 대해 질문할 때 내용보다 더 중요한 것은 부모의 편안한 태도와 자세입니다.

아이들은 부모의 표정, 말투, 분위기를 통해 성이라는 주제가 자연스러운 것인지, 불편한 것인지를 온몸으로 느끼게 됩니다.

그리고 아이가 질문을 했을 때 바로 설명하지 말고 역질문을 해 주세요.

"너는 어떻게 생각해?"

이 짧은 질문 하나로 아이가 어떤 생각을 하고 있는지, 무엇이 궁금한지를 더 정확히 알 수 있어 아이 연령에 맞는 대답을 해줄 수 있습니다.

"아기는 어떻게 생겨요?"라고 물었을 때 유아~초등 저학년 아이에게는 이렇게 설명해 주세요.

"아기는 엄마와 아빠가 서로 많이 사랑해서 생기는 거야. 엄마와 아빠가 사랑하는 마음으로 꼭 안으면 엄마 몸 속에 있는 작은 씨앗과 아빠 몸 속에 있는 씨앗이 만나서 아기가 자라기 시작하는 거야. 아빠의 씨앗이 특별한 길을 통해 엄마의 몸 안으로 들어가 엄마의 씨앗과 만나면 엄마 뱃속에서 아기가 영양분을 받으며 점점 자라는 거지. 그리고 충분히 자라면, 세상 밖으로 나오는 거야."

초음파 사진을 보며 자신의 탄생 과정을 스토리텔링 해주시는 것도 좋은 방법입니다.

초등 고학년부터는 단순한 신체 설명을 넘어 사랑과 관계 속에서 생명이 태어난다는 의미를 이해할 수 있도록 전문가와 함께 하는 성교육이 필요합니다.

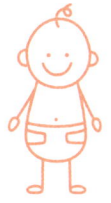

엄마 나는 어디로 나왔어요? 보여 주세요!

"너는 엄마의 뱃속에서 자라다가 엄마 몸에 있는 '특별한 문'을 통해 세상에 나왔어. 이 문은 아기가 충분히 자라서 세상에 나올 준비가 되면 열리게 돼. 그래서 엄마 뱃속에서 잘 자란 아기들은 그 문을 통해 세상에 나오는 거란다."

만약 아이가 "그 특별한 문이 어디에 있어요?"라고 물어본다면, "엄마 몸의 아래쪽에 그 문이 있어. 아기는 태어날 때, 엄마의 몸 아래쪽에 있는 '출구'를 통해 세상에 나오게 되는 거야. 이 출구는 아기가 나올 때만 열리고, 아기가 태어난 뒤에는 다시 닫혀서 엄마의 몸을 보호해 준단다. 그래서 지금은 아이가 몸에 없어서 보여줄 순 없어."

만약 아이가 더 궁금해한다면, 아이의 수준에 맞는 책을 활용해 차근차근 조금씩 더 자세히 설명해 주면 돼요.

그럼에도 실제로 엄마 몸을 따라다니며 보여달라고 한다고 해서 실제로 보여주거나 연령에 맞지 않는 생물학적 지식을 전달하는 것은 바람직하지 않아요.

목욕 에티켓

아빠가 5세 딸을 씻겨도 되나요?

5세 딸아이를 아빠가 씻기는 것은 문제 없지만, 이 시기부터는 엄마나 아빠를 포함해 다른 사람이 아이의 생식기를 만지는 것은 피하는 것이 좋아요.

  우리가 발바닥을 스스로 만질 때는 별다른 느낌이 없지만 다른 사람이 만지면 다르게 느껴지잖아요? 생식기도 마찬가지로 감각기관이기 때문에, 나 아닌 타인(엄마, 아빠포함)이 만지면 에너지가 남습니다. 그래서 5세부터는 "이제부터는 생식기는 네가 닦는 거야."라고 알려주고 스스로 닦는 방법을 가르쳐 주세요.

너무 깔끔하게 잘 닦지 않아 마음에 쏙 들지 않아도 혼자 씻는 방법을 가르쳐 주고 칭찬해 주세요.

그렇게 생식기 부위를 제외한 다른 부분은 아빠가 씻겨주셔도 괜찮습니다.

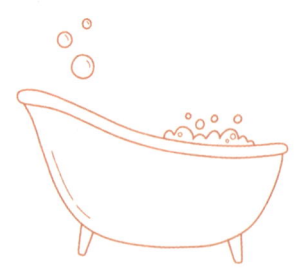

성별이 다른 부모와 몇 살까지 목욕해도 되나요?

아빠가 딸을 씻기는 것은 만 7세 전까지는 괜찮습니다. 하지만 초등학교에 입학하면 스스로 씻을 수 있도록 조금씩 독립을 도와주는 시기가 되어야 해요.

특히 5세 무렵부터는 아빠는 속옷을 입은 채로 아이를 씻겨 주는 것이 좋고, 생식기는 아이 스스로 닦을 수 있도록 자연스럽게 연습시키는 것이 바람직합니다.

엄마와 아들도 마찬가지예요.

초등학교에 들어갈 즈음에는 성별이 다른 가족과는 목욕을 분리하는 것이 좋고, 11세 이후부터는 혼자 씻는 습관을 들이는 것이 바람직합니다.

이 시기는 아이가 자기 몸의 경계를 인식하고, 사적인 공간을 지켜나가는 감각을 익히는 중요한 시기입니다.

부모가 이를 존중해 주는 태도는 아이의 자율성, 자기 보호 감각, 성적 경계 설정에 매우 긍정적인 영향을 줍니다.

가족이니까 샤워 후 다 벗고 나와도 괜찮을까요?

"가족은 괜찮지 않을까?" 하고 생각할 수 있지만, 가족 사이에도 건강한 경계는 필요합니다.

11세 전후가 되면 아이는 점차 자기 몸에 대한 인식과 사생활 의식이 생기기 시작해요. 이 시기부터는 샤워 후 옷을 갖춰 입고 나오는 습관을 자연스럽게 들여주는 것이 좋습니다.

부모가 먼저 실천해 주세요. 부모가 샤워 후 옷을 입고 나오는 모습을 보여 주면, 아이도 그 모습을 자연스럽게 따라 하게 되죠.

서로의 사생활을 존중하고 배려하는 태도, 즉 성교육의 중요한 요소인 '경계 교육'의 시작이기도 합니다.

만약 아이가 아직 11세가 되지 않았더라도 가족 중 누군가가 불편함을 느낀다면, 그 감정을 무시하지 말고 솔직하게 표현할 수 있도록 도와주는 것이 중요해요. 그리고 그런 감정이 표현되었을 때는 가족 모두가 서로를 배려하며 행동을 조절해 나가는 경험이 필요합니다.

이런 일상의 작은 실천들이 아이에게 존중, 경계, 배려를 배우게 하고 자기 몸의 주인으로 성장할 수 있는 바탕이 됩니다.

남매간의 목욕은 몇 살까지 해도 되나요?

초등학교에 입학하는 8세 무렵부터는 남매 간의 목욕을 분리해 주세요.

  이 시기부터 아이들은 점점 더 자신의 몸에 대해 의식을 하게 되고, 성적 놀이로 이어질 가능성도 있기 때문에 성교육의 예방적 측면에서도 미리 아이들에게 "누나(오빠)가 학교에 가면 이제는 따로 목욕을 해야 해"라고 미리 예고해 주면 아이들은 마음의 준비를 할 수 있고 자연스럽게 그 시기가 되면 혼자 목욕하는 것을 받아들일 수 있게 됩니다.

  이러한 경계 교육이 제대로 이루어지지 않으면 가족 간에 불필요한 신체 접촉이 발생할 수 있으며, 성적인 문제로 발전할 가능성이 있습니다.

  따라서 부모님은 아이들이 성장하면서 자신의 몸을 보호하고 타인의 몸을 존중하는 법을 배우도록 도와주는 것이 중요합니다.

3장 ― 우리 아이, '나만의 존'을 배우다

'나만의 존'을 연습해 보아요.

'나만의 존'은 몸의 경계, 자율성, 타인의 존중, 자기 보호라는 핵심 교육 메시지를 담고 있어요.

아이는 자라면서 자신의 몸을 탐색하고 타인과의 관계 속에서 다양한 접촉을 경험합니다. 내 몸은 내가 지키는 것이며 타인의 몸도 존중받아야 한다는 감각을 키워주는 것입니다.

'나만의 존'은 아이가 자기 몸의 경계를 자연스럽게 인식하고 건강한 관계 맺기와 자기 보호 능력을 키워가는 데 아주 좋은 교육입니다.

"우리 몸에는 '나만의 존'이라는 곳이 있어.

손을 뻗어 손바닥을 맞대고 삼각형을 만들어봐."

수영복을 입는 곳이지. 이곳은 다른 사람이 동의 없이 만지면 안 되는 곳이야.

그리고 너도 친구의 '나만의 존'을 동의 없이 만져선 안 돼.

보여달라고 하는 것도, 보여 주는 것도 안 돼!
만져달라고 하는 것도, 만져보는 것도 안돼!
사진을 찍어달라고 하는 것도, 다른 사람을 찍는 것도 안돼!

이것은 우리 몸을 지키는 사회적 약속이야. 몸을 지킨다는 것은 나를 소중히 여긴다는 뜻이기도 해."

이 교육은 성폭력 예방을 위한 단순한 방어 교육을 넘어 자율성과 자기결정권을 키우고, 친구 관계 속에서 서로를 존중하는 힘을 길러 주는 중요한 '관계 교육'입니다.

그리고 아이에게 꼭 알려 주세요. '나만의 존'은 병원에 진료를 받으러 간 경우 또는 엄마, 아빠처럼 믿을 수 있는 어른이 곁에 있을 때만 보여줄 수 있다는 것을.

이처럼 '나만의 존'은 보호받아야 할 곳이며, 자신의 몸을 지키는 법을 배우는 것은 아이의 자존감과 관계의 경계선을 함께 세우는 중요한 성교육입니다.

나만의 존(My Safe Zone)

- 아이가 양손을 아래로 뻗어 손바닥을 맞댄 모습, 그 손 사이에 자연스럽게 생기는 삼각형의 공간 '나만의 존(My Safe Zone)'.

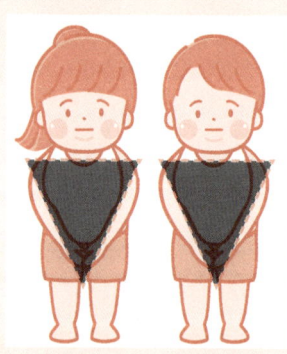

- 아이의 신체경계와 자기결정권을 시각적으로, 따뜻하게 상징적으로 표현.

- 성교육에서 말하는 '나의 몸은 소중해', '이 공간은 나만의 것이야'라는 개념을 이해하기 쉽게 그림으로 설명.

아이와 '나만의 존 지키기' 놀이 활동

- '나만의 존 스티커' 만들기.
- 내 모습을 그려 '나만의 존'에 스티커 붙이기.
- 친구와 놀이할 때 '나만의 존'을 지켜야 한다는 약속하기.

좋아하면 자꾸 친구를 껴안는 아이, 친구를 만지려는 아이

친구의 감정과 몸을 존중하고 건강한 친구 관계를 맺는 교육입니다.

"친구가 좋아서 안아주고 싶었구나. 친구를 좋아하는 마음을 표현하는 것은 좋은 일이야. 그런데 우리가 친구와 좋은 관계를 맺으려면, 친구의 마음과 몸을 소중히 여길 줄 알아야 해. 네가 아무리 친구를 좋아해서 안아주고 싶어도 친구를 껴안거나 만지는 것은 먼저 친구에게 물어봐야 한단다. 너도 누군가가 네 동의 없이 자꾸 만지면 싫을 때가 있잖아? 친구도 똑같아."

"그러니까 친구를 안아주고 싶을 때는 이렇게 물어보는 거야. '안아줘도 되니?' 하고 말이야."
우리는 그렇게 사회적 약속을 했으니까 약속은 지켜야 해."

4장 ━━━━━━━━━━━━━━━━━━━ 유아 자위의 모든 것

유아 자위란?

- 사춘기 이전의 아동에게서 나타나는 성기 및 생식기에 대한 자기 자극 (Leung & Roberson, 1993)
- 부모와 애착관계에서 결핍이나 좌절이 일어날 경우 나타날 수 있는 영유아의 반응행동 (Freud, 1994)
- 아동의 습관적인 행동은 박탈된 원초적인 모성관계를 되찾기 위해 반복된 행동을 통해서 아동이 어머니로부터 사랑을 찾고자 하는 행동 (Winnicott, 2011)

유아 자위(childhood masturbation)는 말 그대로 영유아 아이들이 자신의 성기를 자극하거나 만지는 행동을 말해요.

이런 행동을 보면 많은 부모님들이 처음엔 당황하거나 걱정이 됩니다.

하지만 유아 자위는 자신의 신체를 탐구하면서 느끼는 자연스러운 호기심의 일부에요.

아이들은 우연히 성기를 만지다가 느낀 기분 좋은 감각을 반복하는 몸놀이 입니다.

그런데 부모님이나 선생님이 아이들이 이런 행동을 할 때 과하게 혼내거나 크게 걱정하게 되면 아이들은 혼란을 느낄 수 있어요. 오히려 그럴수록 이 행동이 고착되거나 더 자주 반복될 가능성이 높아지기도 하죠.

0~10세 영유아기 아이들이 성기를 만지는 행동을 사춘기나 성인의 자위와 같은 기준으로 보지 말고, 신체 놀이의 하나로 이해해 주는 것이 중요해요.

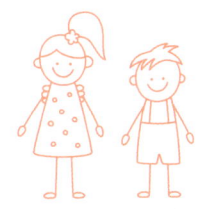

유아 자위를 하는 우리 아이, 어떻게 대처해야 할까요?

아이들은 신체를 탐구하면서 3세 이후로는 성기에 더 관심을 가지기 시작해요. 이때 부모님들은 아이가 자위하는 행동에 신경 쓰지 않고 특별히 언급하지 않는 것이 중요해요.

▶ 어떻게 해야 할까요?

- 자위 행동에 대해 말로 언급하지 말고, 그저 지나가는 행동처럼 넘겨 주세요.

- 아이와 함께 신체 활동이 포함된 즐거운 놀이를 하면서 에너지를 다른 곳으로 돌려주는 것이 좋아요. 춤추기, 축구 같은 땀이 나는 활동들로 아이가 흥미롭게 놀 수 있도록 에너지를 전환해 주세요.

- 놀이에서만큼은 아이가 원하는 대로 놀게 하고, 그 시간을 아이가 충분히 즐길 수 있도록 부모님도 함께 신나게 놀아 주세요. 놀이시간은 아이가 주인공이에요.

- 아이가 스트레스를 받고 있는 것은 아닌지 생활 환경도 점검이 필요해요. 스트레스가 자위 행동을 유발할 수 있기 때문에 아이의 환경이 편안한 지 살펴봐 주세요.

이렇게 부드럽게 대응하다 보면 대부분의 아이들은 6개월 이내에 자위 행동이 자연스럽게 줄어들게 되니 걱정하지 않으셔도 됩니다.

유아 자위는 자연스러운 행동이지만, 장소를 구분하는 법을 가르쳐야 해요.

 5세에서 7세쯤 되면 아이들은 점점 사회생활을 시작해요. 이 시기부터는 장소를 구분하는 방법도 함께 가르쳐야 해요. 자위는 개인적인 행동이라는 개념을 심어주는 것입니다.
 "생식기를 만지는 것은 나쁜 일이 아니야, 하지만 이것은 혼자 있을 때 하는 행동이야."라고 말해 주면서 자위의 장소에 대한 규칙을 알려 주세요.
 아이가 자위의 에티켓을 규칙처럼 익숙하게 받아들일 때까지 반복적으로 알려 주세요.

유아 자위에 대한 잘못된 대처 방법이 있나요?

가장 피해야 할 것은 아이의 자위 행동에 대해 지나치게 문제 삼거나 혼내는 것이에요.

이런 반응은 오히려 아이가 그 행동에 더 집중하게 만들 수 있어요.

"뭐해?", "손 빼!", "그곳은 소중한 곳이야! 자꾸 만지면 세균 들어가!", "너 왜 약속을 안 지켜?"와 같은 반응은 유아 자위 초기단계에서 가장 많이 실수하는 부분입니다.

유아 자위는 아이들이 자신의 몸을 탐구하는 자연스러운 과정이니 너무 걱정하지 않으셔도 됩니다.

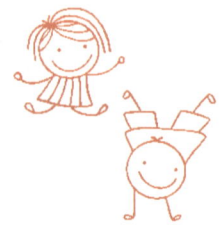

영유아 아이들에게 가장 많이 보여지는 유아 자위 사례

초기단계

▶ 9개월 아이가 기저귀를 찬 상태에서 자주 바닥에 생식기를 비비는데, 정상적인 행동일까요? 벌써 성적 호기심이 생긴 것은 아닌지 걱정됩니다.

자위는 나이에 상관없이 누구나 할 수 있는 행동이에요. 자위는 해도 정상, 안 해도 다 정상입니다.

자위 그 자체가 아니라, 아이가 자위를 하게 된 환경과 심리적인 요인들을 살펴보는 것이 우선입니다. 아이가 스트레스를 받고 있지는 않은지, 불안하거나 지루한 상황은 아닌지 등을 확인해 볼 필요가 있어요.

9개월 아이들은 아직 몸으로 세상을 인식하는 시기예요. 몸을 탐구하는 과정에서 나타나는 반응으로 보는 것이 더 정확해요. 특히, 생식기는 자극을 받으면 따뜻하고 기분 좋은 느낌이 드는 기계적인 반응이 일어나기 때문에, 아이가 만지거나 기저귀를 문지르는 행동을 할 수 있습니다.

기저귀를 차고 기어 다니는 아이들은 자극을 받을 수밖에 없어요. 그냥 자연스럽게 지나가면 됩니다. 이 사례는 아주 초기 단계의 유아 자위 행동이기 때문에 걱정할 필요 없답니다.

▶ 5세 아이가 베개를 다리 사이에 끼우고 몸을 움직이면서 땀을 많이 흘리곤 해요. '뭐 하는 거야?'라고 물으면 아이는 '이렇게 하면 기분이 좋아져요'라고 대답하네요. 이런 상황에서 어떻게 반응해야 할지 잘 모르겠어요.

아이의 자위 행동을 처음 목격하면 부모는 당황스럽고 걱정이 앞설 수 있어요. 특히 땀을 흘리거나 몸을 뒤트는 모습을 보면 혹시 자위가 너무 심한 상태까지 진행된 것이 아닐까 걱정이 들기 마련이죠.

이 시기의 아이들은 몸을 탐색하며 생식기 주변이 다른 곳보다 기분이 더 강하게 느껴지는 경험을 하게 됩니다. 자극이 생기면 처음에는 은은하고 기분 좋은 느낌이 찾아오고, 그 감각에 계속 집중하게 되면 점점 더 강한 느낌으로 이어집니다.

생식기에 피가 점점 더 많이 모이게 되면, 아이의 몸은 자연스럽게 반응하며 땀을 흘리거나 몸을 꿈틀거리기도 하고 숨소리가 거칠어질 수도 있는데, 아이가 의도적으로 조절하는 것이 아니라 몸이 스스로 조절하며 감각에 반응하는 자연스러운 생리 현상입니다.

또한, 아이가 "기분이 좋아요"라고 말하는 것은 그 감각을 솔직하게 표현한 것으로, 아이의 뇌가 그 느낌을 즐겁고 기억에 남는 경험으로 저장했다는 뜻이에요.

기분 좋았던 기억은 이후 지루하거나 스트레스를 받을 때 다시 떠올라 자위를 통해 스스로 기분을 조절하는 방식으로 이어질 수 있습니다.

아이가 하루에 한두 번 정도 자위를 하는 것은 걱정하지 않아도 되는 정상적인 자기 조절 과정이며, 혼자 있는 곳에서만 하는 행동이라는 에티켓 교육을 해 주시면 됩니다.

단, 자위 행동이 빈번하고 점점 강도가 심해지거나 일상생활에 영향을 줄 정도라면 그때는 전문가의 도움이 필요합니다.

그보다 앞서 중요한 것은 지루함, 심심함, 스트레스 같은 심리적 상황이 자위로 이어지는 경우도 많으니 아이의 생활 환경을 살펴봐 주세요.

- 아이가 심심할 때 혼자 있는 시간이 너무 많지 않은지.
- 하루에 신체 활동이나 바깥 놀이가 충분한지.

- 반복적이고 지루한 환경에 노출되어 있지는 않은지.
- 동생의 탄생처럼 아이에게 갑작스럽고 큰 변화가 있었는지.

위의 사항들을 점검하고 운동이나 즐거운 놀이, 창의적인 활동을 다양하게 경험할 수 있도록 도와 주세요. 아이의 관심과 에너지가 몸 전체를 쓰는 활동과 관계 맺기로 자연스럽게 향할 수 있도록 환경을 바꿔주는 것만으로도 자위 빈도는 줄어들 수 있어요.

아이가 자위를 할 때 가장 중요한 것은 부모가 당황하지 않고 편안하게 받아들이는 태도입니다. 이런 태도가 아이에게 몸과 감정에 대한 건강한 인식을 심어주는 첫걸음이 되어줄 거예요.

▶ 잠들기 전에 팬티에 손을 넣고 만지는데, 괜찮을까요?

아이가 잠들기 전 팬티 속에 손을 넣고 생식기를 만지는 행동을 자주 보일 때, 부모는 당황하거나 어떻게 반응해야 할지 고민이 될 수 있어요.

잠들기 직전, 잠에서 깰 무렵, 혹은 깊은 잠을 자는 중에도 아이는 램수면(REM: Rapid Eye Movement) 상태를 경험하게 되는데, 이

때는 몸이 낮 동안의 피로를 회복하며 다양한 생리적 반응을 보입니다. 그중 하나가 혈액 순환의 증가로 인해 생식기 부위에 간지러움이나 묘한 감각이 생기는 거예요. 이 낯선 감각이 궁금하게 느껴져 무의식적으로 손이 가는 것은 자연스러운 반응일 수 있어요.

잠들기 전이나 잠에서 깰 때만 이런 행동이 보이고, 평소 일상에서는 특별한 행동이 없다면 크게 걱정하지 않으셔도 됩니다. 모른 척 흘려보내거나, 아이가 잠들면 조심스레 손을 내려주는 정도로 반응하시면 충분해요.

▶ 패밀리 침대에서 함께 잘 때 몸을 만지는 경우라면?

여러 가족 구성원이 함께 자는 상황에서는 아이의 사적 행동이 다른 가족에게 노출되는 것 자체가 아이에게도 불편한 기억이 될 수 있어요. 이럴 땐 강하게 제지하기보다는 아이의 입장을 존중하면서도 환경을 자연스럽게 조절하는 방법이 좋아요.

"지금은 다 같이 자는 시간이니까, 우리 몸을 만지는 것은 혼자 있을 때 하는 걸로 약속하자. 그것은 부끄러운 일이 아니라, 나만 알고 느끼는 시간이라서 그런 거야."

그리고 아이가 잠들기 전 손이 자꾸 팬티로 향한다면, 작은 인형이나 쿠션을 손에 쥐어 주거나, 부드러운 천으로 손을 다른 감각으로 자연스럽게 전환시켜 주는 것도 좋은 방법이에요.

▶ 등하원차에 오르면 아이가 자리에 앉자마자 생식기를 만지기 시작해요. 처음엔 그냥 손이 자연스럽게 가는 정도였지만 점점 더 의도적으로 생식기를 만지는 행동이 늘어났습니다. 한 번은 유치원 친구들이 그 모습을 보고 웃거나 이상하게 쳐다보기도 했어요. 어떻게 가르쳐야 할까요?

유치원 등하원차에서 아이가 생식기를 만지는 모습을 보면 부모님이나 선생님은 당황스러울 수 있어요. 아직 아이들은 자위가 혼자만의 행동이라는 것을 잘 모를 수 있으니 천천히 설명해 주세요.

"네가 고추를 만지는 것은 나쁜 일이 아니야. 우리 몸을 알아가는 것은 아주 자연스러운 일이거든. 하지만 이것은 혼자 있을 때만 혼자만의 장소에서 하는 행동이야."라고 장소에 대한 에티켓을 알려 주세요.

 아이들이 유치원이나 학교, 통학버스 혹은 엄마가 없는 장소에서 자위를 하는 경우가 많은 이유는 집에서 편안하게 자위를 하지 못했기 때문일 수도 있어요. 가정에서 자위를 할 수 있는 개인적인 장소를 인정해 주되, 공공장소에서는 하지 않도록 규칙을 가르치는 것이 중요하답니다.

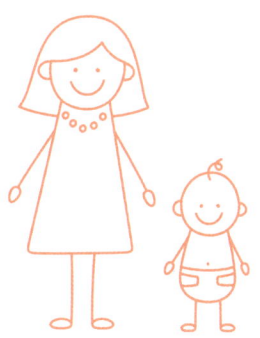

고착단계: 잘못된 대처 방법으로 자위 행동이 더 고착된 경우

▶ "하지 마!", "손 빼!" 유아 자위를 중단시켰는데 더 심해졌어요.

아이가 자위를 하는 것은 생식기 해면체 조직에 피가 몰리면서 좋은 느낌이 시작되는 자연스러운 과정이에요. 그런데 엄마가 중간에 멈추게 하면 아이의 몸은 다시 처음부터 그 느낌을 얻기 위해 시작하려고 해요. 이게 반복되다 보면 아이는 엄마의 눈을 피하거나 숨어서 자위를 하게 되고 자위 행동의 강도는 점점 더 강해질 수 있습니다. 결국 아이는 '눈치 보며' 자위하는 습관을 들이게 되는 거예요.

그래서 자위가 시작되었다면 중간에 개입하지 않고 모른 척해 주는 것이 가장 좋습니다.

만약 자위가 공공장소나 부적절한 상황에서 이루어졌다면, 그때는 기다렸다가 자위가 끝난 후에 아이가 편안해졌을 때 차분하게 에티켓을 알려 주는 것이 중요해요.

엄마의 잘못된 초기 개입이 유아 자위를 고착시킬 수 있습니다.

재발단계

▶ 초등학교에 입학면서 자위 행동을 다시 시작해요.

아이가 초등학교에 입학하면서 자위 행동을 다시 시작한 것은, 학교라는 새로운 환경에서 느끼는 불안이나 긴장감 때문일 가능성이 큽니다.

초등학교 입학은 아이에게 첫 번째 '사회생활'의 시작이에요. 처음으로 긴 시간 부모와 떨어져 지내고, 많은 친구들, 새로운 규칙, 낯선 교실까지 신경 써야 하죠. 아이 입장에서는 이 모든 것이 감정적으로 큰 부담과 긴장으로 다가올 수 있어요. 특히 감정을 말로 잘 표현하지 못하는 아이일수록, 그 불편한 감정이 무의식적으로 자위 행동으로 표출되는 경우가 많습니다.

자위는 아이가 긴장이나 불안을 해소하는 자기 위안 행동이 될 수 있어요. 그 자체를 혼내거나 부끄럽게 여기기보다는, '혼자 있을 때만 하는 행동'이라는 기본 원칙을 알려주는 것이 중요해요.

학교와 같은 공공장소에서는 자위 행동을 하지 않아야 하는 이유를 설명해 주시고, 충동이 생길 때 쓸 수 있는 방법을 알려 주세요. 예를 들어 "그럴 땐 선생님께 화장실에 다녀오겠다고 말하자"거나, "깊게 숨 쉬고 손을 깍지껴 보자"처럼 간단한 감정 전환법을 제시하면 아이에게 큰 도움이 됩니다.

집에서는 마음껏 안심하고 쉴 수 있도록 부모님의 따뜻한 관심과 사랑을 표현해 주세요. 아이 마음이 안정되면, 자위 행동도 점차 줄어들고 학교생활에 더 잘 적응하며 친구들과 어울리는 데 집중할 수 있습니다.

만약 학교에서 반복적으로 행동이 나타난다면, 담임선생님과 솔직하게 상황을 나누고 함께 도와 달라고 요청하는 것도 좋습니다. 교사가 아이의 상태를 이해하고 배려할 수 있는 환경을 만드는 것 역시 성교육의 중요한 한 부분이니까요.

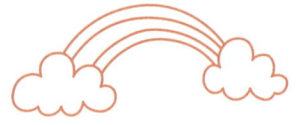

심각단계: 전문가 상담이 필요해요

▶ 6세 아이가 활동성도 줄어들고, 혼자 있으려고만 하고 자위 횟수가 하루에 10회 이상이에요.

자위 자체는 아이가 자신의 몸을 탐구하거나 긴장을 풀기 위한 자연스러운 행동일 수 있지만, 이 정도로 자위에 몰입하고 다른 활동을 하지 않으려는 모습은 심각한 단계로 넘어가는 징후일 수 있습니다.

이 단계에서는 자위 말고는 다른 것에 관심이 잘 가지 않고 아이가 활력도 없고, 기운이 없어 보일 수 있어요. 자위에 너무 많은 에너지를 쏟다 보니, 앉아 있거나 뭉그적거리며 혼자 있는 시간이 많아지죠. 사람을 볼 때 눈치를 보거나 자꾸 숨으려고 하거나 차단하는 행동도 나타날 수 있어요.

특히, 마찰상이나 통증이 있는 상황에서도 아이가 자위를 멈추지 않는 경우는 심각한 신호일 수 있습니다. 아이가 얼굴을 찡그리거나 고통을 느끼면서도 계속 만지는 행동을 보일 때는 자위의 강도와 시간, 그리고 질적인 측면을 함께 고려해 주셔야 해요.

단순히 자위의 횟수만 볼 것이 아니라 아이가 얼마나 자위에 몰입하는지, 그로 인해 다른 활동이나 놀이를 하지 않는지 그리고 자위로 인해 아이의 활력이 떨어지는 등 다양한 신호들을 함께 살펴보셔야 해요.

  이 단계에서는 전문가와 상담이 필요한 단계입니다.

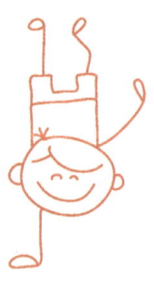

5장 성적 놀이_관계교육

영유아기 성적 놀이란?

성적 놀이란 아이들이 호기심을 가지고 자신의 몸이나 친구의 몸을 탐구하는 자연스러운 행동이에요. "우리 같이 보여 주기 할까?" 같은 놀이를 통해 서로의 몸에 대해 궁금해하고 해소하려는 시도죠.

어른들은 이 놀이를 잘 이해해야 합니다. 성적 놀이와 성적 학대, 성폭력은 다르지만 제대로 구분하지 못하면 과잉 반응을 하거나 반대로 중요한 문제를 놓칠 수 있습니다.

아이들이 이런 놀이를 할 때 어른들이 어떻게 반응 하느냐에 따라 아이가 그 경험을 긍정적으로 받아들일 수도 부정적으로 느낄 수도 있어요.

　어른들은 아이들의 성적 놀이를 볼 때, 어디까지가 정상적인 호기심인지, 어디서부터 경계를 넘는 행동인지를 정확히 구분할 수 있어야 합니다.

　부모님과 선생님이 성적 놀이에 대해 올바르게 이해하고 상황에 맞게 적절히 대처하는 것이 아이의 건강한 성장을 지켜주는 중요한 밑바탕이 됩니다.

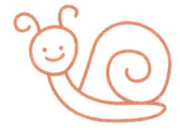

성적 놀이 기준 (놀이로 보아야 한다 vs 아니다/놀이를 넘어섰다)

아이들의 성적 놀이, 어디까지가 놀이이고, 어디부터가 문제 행동일까요?

많은 부모님은 아이들의 성적인 행동을 마주했을 때 '놀이를 넘은 행동', 혹은 심각하게는 성폭력으로 받아들이는 경우가 많습니다.

5세 여아와 7세 남아가 함께 놀다가 남아가 여아의 생식기를 만지는 행동이 있었다고 해 봅시다. 그 상황이 CCTV에 찍혀 확인되었다면, 대부분의 부모는 이를 단순한 놀이가 아닌 명백한 문제 행동으로 인식하게 됩니다.

하지만 전문가의 시선은 조금 다릅니다. 단순히 나이, 성별, 신체 부위만으로 판단하지 않습니다.

오히려 다음 네 가지를 더 중요한 기준으로 봅니다:

① 동의가 있었는가?
② 강제성이 있었는가?
③ 은밀한 장소에서 이루어진 행동인가?
④ 반복적이고 집요했는가?

만약 두 아이가 서로 동의하에 강제성 없이 은밀하지 않게 행동했다면, 그리고 그 이후에도 서로 웃으며 "내일 또 놀자!" 하고 서로 상처 없이 헤어졌다면, 이 상황은 성폭력이 아닌 발달 과정에서 나타나는 성적 호기심과 신체 탐색 놀이의 일부로 이해될 수 있습니다.

물론 그렇다고 해서 그냥 넘겨야 한다는 뜻은 아닙니다.

이런 경험이 있었다면 부모는 혼내기보다 아이가 몸의 경계와 존중의 원칙을 배울 수 있도록 도와주는 기회로 삼아야 합니다.

중요한 것은 '어떻게 놀았느냐'입니다.

아이들 간의 성적 놀이를 마주했을 때 우리는 '무슨 행동을 했느냐'보다 '어떻게 이루어졌느냐'를 중심으로 보아야 합니다.

위의 네가지 기준에 따라 아이의 행동을 '놀이를 넘었다'라고 판단할지, 아니면 자연스러운 성적 호기심의 표현으로 보고 교육적 개입을 할지를 결정할 수 있습니다.

성적 놀이 사례

▶ **아이가 친구와 병원놀이를 하며 옷을 벗고 놀고 있었어요.**
  이럴 땐 어떻게 해야 할까요?

갑작스러운 상황에 놀라더라도 소리 지르거나 문을 세게 닫는 행동은 피해 주세요.

부모의 격한 반응은 아이에게 '하면 안 되는 행동이야'라는 메시지를 주기보다 부끄러움, 수치심, 방어적인 태도를 먼저 만들 수 있어요.

▶ **어떻게 해야 할까요?**

① 조용히 방문을 열고, 차분한 목소리로 "이제 병원놀이 끝났으니 옷 입자~."

② 놀이에 강제성과 동의가 있었는지 살펴 보세요.
  옷을 벗는 행동이 서로 동의한 상태에서 웃으며 즐긴 놀이였는지 누군가는 원치 않는데, 강제로 한 놀이였는지 "툭"하고 자연스럽게 물어 보세요.
  "방금 병원놀이한 거, ○○가 먼저 하자고 했어? 같이 하자고 한 거야?"

③ 강제성 없이 이루어진 놀이였다면 교육의 기회로 삼으세요. 이번 상황은 '동의 없이, 강제로, 은밀하게, 반복적으로'에 해당되지 않는 성적 놀이예요. 따라서 훈육보다 교육과 경험으로 자연스럽게 흘러가게 해 주는 것이 좋습니다.

④ "병원놀이는 할 수 있지만, 우리 몸 중 속옷으로 가려지는 부분은 '나만의 존'이야. 그곳은 벗거나 만지는 놀이는 하지 않기로 약속하자."
'약속'이라는 단어는 아이에게 익숙하고 이해하기 쉬운 개념이에요. 반복해서 알려주면 아이들도 자연스럽게 습득하게 됩니다.

아이와의 일상에서도 안전하고 건강하게 놀기 위한 약속을 함께 나누는 것이 중요합니다.
아이들이 친구와 놀이할 때, 자연스럽게 몸의 경계와 동의의 개념을 배울 수 있도록 놀이 약속은 눈에 잘 보이는 곳에 붙여 두거나, 아이와 함께 소리 내어 읽는 습관을 들이면 훨씬 효과적이에요. 이렇게 하면 아이는 다양한 놀이 상황에서도 자기 몸을 지키는 법과 친구의 경계를 존중하는 태도를 자연스럽게 익힐 수 있어요.

놀이 약속 정하기

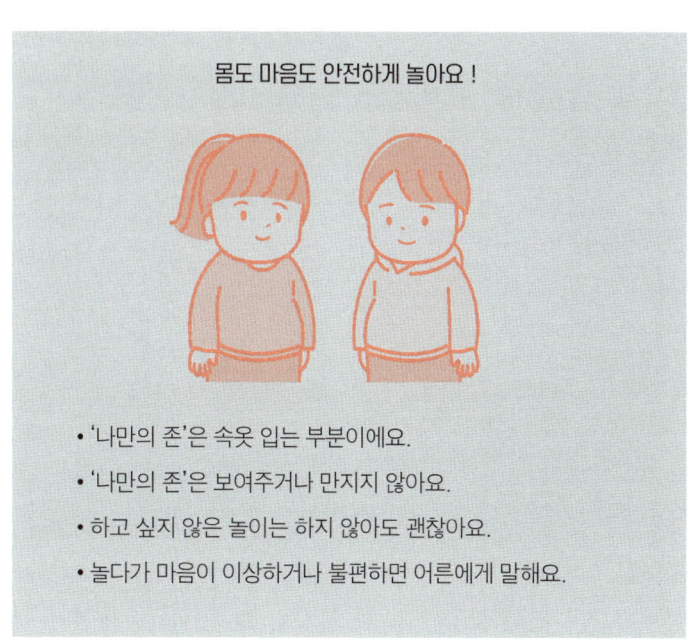

성적 놀이를 넘었다고 보는 사례

> 우리 아이가 동의 없이 친구의 생식기를 만졌어요.

▶ 유치원 친구가 집에 놀러 왔어요. 6세 아들이 여자 친구를 방으로 불러 친구가 싫다고 했는데도 궁금하다며 생식기를 만졌다고 합니다. 여자 아이가 울면서 이야기해서 알게 되었습니다. 친구에게 이런 행동을 했다는 것도 너무 충격이고 마음이 힘듭니다. 어떻게 해야 할까요?

【 내 아이가 '행위 아동'일 경우 】

> 2020년 8월 26일 보건복지부·교육부·여성가족부는 「영유아의 성 행동문제 대응방안」을 공동 발표하며, 발달적 특성을 고려해 '성폭력', '성폭행' 대신 중립적 용어 사용을 권장했습니다. 이에 따라 또래에게 피해를 준 아동을 '가해 아동'이 아닌 '행위 아동'으로 지칭하도록 변경했습니다.

아이가 잘못된 행동을 했을 때 부모는 놀라거나 당황하게 됩니다. 그 놀란 마음에 아이를 심하게 혼내거나 화를 내게 되면 아이 역시 자신의 행동이 왜 문제였는지를 생각하기보다 부모의 화를 피하는 데에 집중하게 됩니다.

그 결과, "안 그랬어요!"라고 부정하거나 변명을 하며 방어적인 태도를 보일 수 있어요.

이럴 땐, 아이의 반응을 유도하기보다 부모가 먼저 감정을 가라앉히고, "툭" 무심하게 상황을 물어보는 방식이 도움이 됩니다. 아이의 말에 귀 기울이며 차분히 이야기할 수 있는 분위기를 만들어 주세요.

아이 스스로 자신의 잘못을 인식하고 상대에게 진심으로 사과할 수 있도록 돕는 것입니다.

사과는 아이 혼자서 하는 것 보다는 부모와 함께 동행하며 책임을 나누는 태도가 필요합니다.

이번 일은 아이가 다시는 해서는 안 될 행동이에요. 다시는 반복하면 안되는 행동을 했을 경우 부모의 훈육 방식과 그 상황이 아이의 기억 속에 어떻게 남느냐는 매우 중요합니다.

부모가 아이와 함께 가서 직접 사과하는 모습을 보여주는 것만으로도 아이에게는 각인된 기억으로 큰 울림이 됩니다.

"아…, 내가 정말 하면 안 되는 행동을 했구나."

"내가 그런 행동을 해서 우리 엄마 아빠가 친구 부모님께 이렇게 사과를 드리는 일이 생긴 거구나….”

　그 순간은 단순한 훈육이 아니라 아이의 마음에 깊이 새겨질 소중한 교육의 장면이 됩니다. 아이는 이 경험을 통해 사과가 단지 '미안해요' 한마디로 끝나는 것이 아니라, 책임과 용서를 배우는 과정이라는 것을 자연스럽게 체득하게 됩니다.
　또한, 피해 아동이 심리적으로 상처를 받았다면 상담이나 심리적 지원이 필요할 수 있습니다. 이런 부분까지 세심하게 살피고, 필요한 도움을 받을 수 있도록 안내하는 것 역시 행위 아동의 부모로서 감당해야 할 중요한 책임입니다.

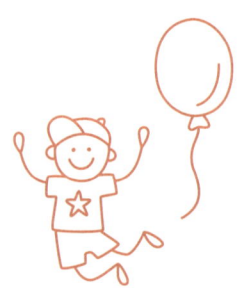

훈육에서 '존재'와 '행동'을 분리하기

아이를 훈육하고 교육하는 과정에서 가장 중요한 부분 중 하나는 아이의 '존재'와 '행동'을 분리하는 것이에요. 아이가 잘못된 행동을 했다고 해서 "너는 나쁜 사람이야"라고 말하는 것은 아이 존재를 부정하는 훈육이므로 바람직하지 않아요. 중요한 것은 그 행동을 하기 전이나 후나 아이는 여전히 부모에게 소중한 존재임을 알려주는 것입니다. 하지만 그 행동은 잘못되었으므로 반성하고 배워야 하며 사과해야 한다는 점을 가르쳐 주시면 됩니다.

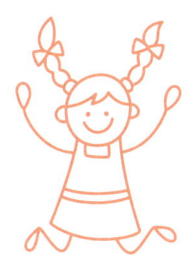

"안 그랬어요!" 아이가 방어기제를 보일 때는 어떻게 해야 하나요?

아이가 부정하거나 기억나지 않는다고 말할 때, 그 안에는 대개 두려움, 수치심, 그리고 부모의 실망을 마주하기 싫은 마음이 숨겨져 있습니다.

말 그대로 "나는 잘못을 인정하지 않으면 덜 혼날 수 있어"라는 마음의 갑옷을 입은 상태인 거죠. 이럴 때 가장 먼저 필요한 것은 사실을 추궁하는 것이 아니라 아이의 감정에 다가가는 일입니다.

"지금 말하기 어려울 수도 있겠구나, 엄마는 너를 혼내려고 하는 것이 아니야. 무슨 일이 있었는지 함께 생각해보자." 부모가 감정을 가라앉히고 이런 말을 건네는 순간, 아이는 방어의 갑옷을 조금씩 풀기 시작합니다.

어떤 부모는 "지금 정확히 말해! 거짓말하면 더 혼나!"라고 아이를 몰아붙입니다. 그렇게 되면 그 순간 아이의 뇌는 논리보다는 생존 모드로 전환되어 '나는 지금 위협받고 있다'는 감정이 커지고 아이는 더더욱 자신을 보호하게 됩니다.

'사실'보다 더 중요한 것은 이번 일을 통해 '아이가 무엇을 배울 수 있느냐'입니다. 혹시 아이가 한 번에 말하지 않는다고 해서 실망하지 마세요. 어떤 아이는 마음의 문을 여는 데 시간이 걸립니다.

 즉각적인 고백이나 반성만을 바라는 대신 아이에게 '기다림'이라는 신뢰를 주세요.

"지금은 말하기 어려울 수도 있어. 하지만 엄마는 네가 솔직하게 이야기해 줄 거라고 믿어."

 부모의 이 한마디가 아이에겐 용기를 꺼내는 열쇠가 될 수 있어요.

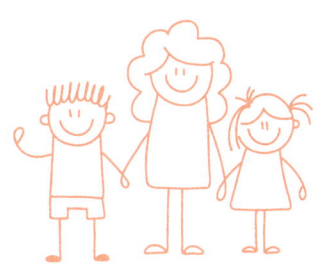

【내 아이가 '피해 아동'일 경우】

▶ 아이의 감정을 인정하고, 지켜 주는 어른이 되어 주세요

어린 아이들은 자신의 몸과 감정에 대해 아직 충분히 알지 못합니다. 그렇기에 누군가의 행동이 불편하거나 당황스러웠을 때 아이는 본능적으로 움츠러들고 감정을 어떻게 표현해야 할지 몰라 혼란스러워할 수 있습니다.

그래서 상황을 파악하는 첫 질문은 정말 중요합니다. 아이와 나누는 대화에서 질문은 정답을 요구하는 도구가 아니라 마음을 이어주는 다리가 되어야 해요.

▶ 어떻게 해야 할까요?

- "그날 있었던 일 중에 네가 조금 불편했던 순간이 있었을까?" 이런 질문은 아이에게 전부를 털어놓으라고 강요하지 않아요. 대신 조금 불편했던 한 장면만 떠올릴 수 있게 도와줍니다.

- "혹시 네 마음이 살짝 꽁꽁 숨고 싶은 기분이 든다면, 그것은 어떤 색깔일까?"

감정을 색이나 이미지로 표현하게 하면 아이가 더 편하게 이야기할 수 있어요.

"우리는 이 상황을 잘 해결해 나갈 거야. 엄마는 네가 언제나 안전하고 마음이 편안하길 가장 먼저 생각해"라고 이야기하며 꼭 안아 주세요. 이런 과정을 통해 아이는 엄마가 자신을 지켜줄 수 있는 존재라는 믿음을 갖게 되고 세상이 안전하다는 기본 신뢰를 회복하게 됩니다.

만약 아이가 시간이 지나도 불안해하거나 자주 사건을 떠올리며 힘들어한다면 전문적인 상담(놀이치료, 미술치료 등)을 받는 것도 좋은 방법입니다. 아이의 감정은 말보다 놀이나 그림처럼 간접적인 표현을 통해 더 자연스럽게 풀릴 수 있습니다.

종종 강연을 마친 후 아이의 피해 경험을 털어놓으며 눈물을 흘리는 어머니들을 만납니다. 아이 앞에서도 자꾸 눈물이 난다고 말씀하세요. 너무 속상하니까요. 그 마음, 정말 이해합니다. 하지만 아이에게 엄마의 눈물은 또 다른 상처가 될 수 있습니다.

아이는 "내가 잘못해서 엄마가 힘든가 봐…"라는 죄책감을 느끼게 되고, 이미 혼란스러운 마음 위에 더 무거운 짐을 지게 되죠.

사건보다 더 깊은 상처는 아이가 믿고 의지할 어른이 무너지는 모습일 수 있습니다. 그러니 아이 앞에서는 담담하고 따뜻한 태도를 유지해 주세요.

엄마의 감정은 혼자만의 시간에 천천히 들여다보거나, 믿을 수 있는 사람과 나누는 것이 좋습니다. 아이에게 진짜 도움이 되는 것은 '감정을 건강하게 다루는 어른'입니다.

같은 경험이라도 그것이 상처로 남을지, 성장의 밑거름이 될지는 부모의 태도에 달려 있습니다.

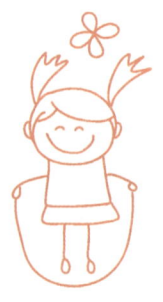

가족끼리 일어난 성적 행동 어떻게 해야 하나요?

▶ 주말에 저희 집에 언니네 가족이 놀러 왔다가 조카(초5남)가 6세 딸 생식기와 몸을 만졌어요. 조카에게 물어보니 여자 몸이 궁금해서 그랬다고 하는데, 가족 간에 이런 일이 생길 거라고는 꿈에도 생각 못 했어요. 언니도 너무 난감해하고 어떻게 해야 할지 모르겠어요.

가족끼리 성적 사건이 일어나더라도 피해자 중심으로 해결되어야 해요.

피해자의 감정을 가장 중요하게 여기고, 사건을 처리하는 과정에서 피해자가 상처받지 않도록 주의해야 합니다. 가족이라는 이유로, 어른들 사이의 어색함을 피하려고, 사건을 조용히 덮으려는 행동은 절대로 바람직하지 않아요. 아이가 자신의 감정이 무시되었다는 좌절과 상실감을 느끼며 큰 트라우마의 상처로 남을 수 있습니다.

더불어 가족이라도 사과는 반드시 이루어져야 해요.

조카가 자신의 행동이 잘못되었음을 이해하고 피해자인 동생에게 진심으로 사과하는 과정이 필요합니다. 이 사과는 아이가 상처를 치유하는 데 중요한 단계가 될 수 있습니다.

이 일에서 가장 중요한 것은 동생의 심리적 안정과 회복이에요. 가족 관계보다 피해아이의 감정과 심리적 안정이 우선이므로 이 부분을 중심으로 상황을 해결하는 것이 중요합니다.

성적 놀이가 발생하는 관계를 살펴보면, 친구가 82%, 친척이나 사촌 내외가 12%, 형제 간이 1%, 남매 간이 5%로 나타납니다. 최근에는 특히 가족들끼리 함께하는 캠핑이나 모임에서도 아이들 간의 성적 놀이가 발생하는 경우가 있습니다.

이러한 상황을 예방하기 위해서는 어른들이 아이들끼리 놀 때 주의를 기울일 필요가 있습니다.

어른들끼리 음식을 준비하거나 다른 일에 집중하는 동안, 아이들끼리 놀게 두는 경우에는 큰아이를 리더로 세워 성적 놀이가 아닌 건강하고 안전한 놀이가 이루어지도록 지도하는 것이 중요합니다. 어른들은 이러한 상황을 미리 인지하고 아이들이 안전한 환경에서 놀 수 있도록 적극적인 개입과 지도를 해야 불미스러운 일을 예방할 수 있습니다.

원(어린이집, 유치원)에서 성적 놀이 분쟁 시 대처 방법

원에서 성적 놀이 분쟁 시

① 먼저 부모님의 상황 파악과 확인이 필요하다.(강제성 여부)

② 아이에게는 무심히 물어본다.

③ 동의 하에 재미있게 놀았다면 스쳐 지나가듯이 다른 놀이로 유도한다.

④ 강제성이 있었을 경우에는 아이의 행동과 존재를 분리하여, 잘못된 행동에 대해 사과시키고 사과를 받는다.

⑤ 상처가 있다면 교육과 치료를 한다.

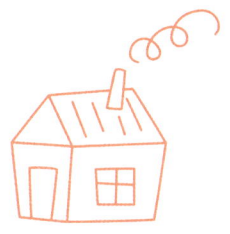

6장 유튜브가 우리 아이에게 성을 가르치고 있다면?

"엄마, 이거 웃긴데 봐봐!" 그 장면, 정말 웃어도 될까?

7살 아이가 '오빠~'라는 제목이 붙은 쇼츠를 계속 보며, "엄마, 이거 웃긴데 봐봐"라고 이야기 하는데 어떻게 해야 할까요?

이제 아이들이 처음 마주하는 성은 교과서나 부모의 설명이 아니라 유튜브, 쇼츠, 틱톡, 웹툰, 게임, 채팅방 속에 숨어 있습니다. 이들은 겉보기에는 웃기고 짧고 재미있는 콘텐츠처럼 보이지만, 성적 자극이 아주 자연스럽게 섞여 있다는 점에서 위험해요.

아이들은 이 콘텐츠를 통해 장난처럼 성적인 언어를 접하고, 성에 대한 왜곡된 인식을 학습하게 됩니다.

디지털 성적 자극의 가장 큰 문제는 그 자극성이 아니라 왜곡성 입니다.

- 맥락 없는 노출: 관계나 감정 없이 튀어나오는 노출 장면
- 관계 없는 성: 감정이나 연결 없이 보여지는 성적 행위
- 조롱과 비하: 웃음거리로 소비되는 성적 표현

이러한 콘텐츠는 성을 '몸짓'이나 '놀림', '폭력'의 연장선에서 배우게 만듭니다. 그 결과, 아이는 타인을 존중하는 법보다 자극에 반응하는 법을 먼저 익히게 됩니다.

부모가 체크할 수 있는 디지털 위험 신호

다음과 같은 변화는 디지털 성 자극 노출의 징후일 수 있습니다.
- 행동: 혼자 보려 하거나 화면을 급히 닫는다.
- 언어: 성적인 단어, 이모티콘, 비하 표현을 웃으며 사용한다.
- 감정: 짜증, 분노가 잦아지고, 수면장애나 불안을 보인다.

부모가 함께 확인할 수 있는 것들
- 유튜브 시청기록
- 웹툰 검색어
- 아이가 있는 단톡방 대화 일부

 이러한 흔적은 단순한 '통제 대상'이 아니라, 아이가 지금 어떤 세상에 노출되어 있는지를 알려주는 중요한 단서입니다.

음란물에 노출된 것 같아요

아동기, 특히 초등 저학년 시기까지는 아이에게 절대적인 보호가 필요한 시기입니다. 그런데 요즘은 6세, 7세, 초등학교 1학년 아이들까지도 음란물에 노출되는 사례가 점점 늘고 있어요.

이 시기의 아이들은 본능적으로 벗은 몸이나 낯선 자극에 대해 신기해하고 몰입하게 됩니다. 처음에는 무심코 본 장면이 아이 마음에 큰 충격으로 남고, 그 여운 때문에 계속해서 그 장면을 이야기하거나 따라 하기도 해요.

유아동 시기의 아이들이 음란물에 노출되는 경우, 가장 흔한 경로는 바로 부모님이나 조부모님의 스마트폰이에요.

"잠깐만 만지게 했는데…"
"영상 하나 보여 주고 있었는데…" 하는 순간, 아이들은 우연히 자극적인 장면을 마주할 수 있어요.

- 어른이 영상을 보다가 잠든 사이
- 잠금이 풀린 상태로 방치된 휴대폰
- 유튜브 알고리즘이 엉뚱한 영상을 자동 재생하는 상황

이런 장면들은 아이에게 너무 이르고 강한 자극이 됩니다. 특히 아직 판단력과 언어 표현력이 충분히 발달하지 않은 유아동기에는 이런 경험이 혼란스럽고 때로는 두렵게 기억될 수 있어요.

노출되기 전에 부모가 먼저 해야 할 일

아이가 사용하는 모든 기기에는 유해 차단 설정을 꼭 해두어야 해요. 아이 전용 디지털 기기를 따로 마련해 주는 것도 좋은 방법이에요.

"잠깐 쓸 거니까 괜찮겠지" 하는 마음이 아이에게는 돌이킬 수 없는 자극이 될 수도 있답니다.

이미 노출된 경우, 이렇게 해 주세요

아이의 뇌는 자극적인 이미지를 쉽게 잊지 못해요.

이럴 땐 단순히 "그만 보자"보다, 디지털 기기 자체를 잠시 쉬게 하는 것이 필요해요.

그 대신,

- 자연에서 뛰어놀 수 있는 시간

- 운동이나 신체 놀이 같은 건강한 활동을 늘려 주면 아이 마음의 균형을 다시 세울 수 있어요.

음란물 노출 후 아이가 괴로워할 때 "그런 것은 보면 안 돼!" 이 말은 아이를 숨게 만들어요.
"그 장면, 혹시 불편하지 않았어?"
"뭐가 궁금했는지 말해 줄래?" 이렇게 아이의 감정과 호기심을 인정하며 물어봐 주세요.

아이가 계속 힘들어하며 불안해하거나 반복적으로 같은 이야기를 한다면, 전문 상담을 받아보길 바랍니다.

유해한 자극에서 분리하고, 건강한 경험으로 채워주는 것, 그게 바로 아이가 회복되는 첫 걸음이에요.

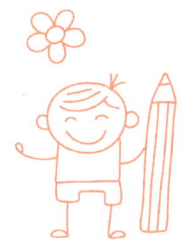

기술은 설정하고, 마음은 연결하는 엄마의 대응법

기술 설정

- 유튜브 키즈: 연령 제한 콘텐츠 자동 차단 기능 활용
- 구글 패밀리 링크: 자녀의 앱 설치, 사용 시간, 콘텐츠 필터링 관리
- iOS 스크린 타임: 특정 웹사이트 차단 / 화면 사용 시간 제한

마음 연결

- "이런 것 물어봐도 되나?"라는 두려움보다 "엄마한테 말해도 되는 일이야"라는 안정감을 줄 수 있도록 신뢰 형성
- 아이가 스스로 질문할 수 있는 환경, 혼내는 것이 아니라 대화를 할 수 있는 분위기 조성

성은 금기어가 아닙니다. 아이가 질문할 수 있고, 엄마와 나눌 수 있는 이야기로 만들어야 합니다. 디지털 세상의 성적 자극은 피할 수 없지만, 아이가 그것을 건강하게 해석하고 다룰 수 있도록 이끌어 주는 것은 부모의 몫입니다.

너무 걱정되요

ADHD 아이들은 어떻게 성교육을 해야 하나요?

성교육에 앞서 왜 유아동 아이들에게는 ADHD가 자주 나타날까요?

ADHD(주의력결핍 과잉행동장애) 아동은 뇌의 '주의와 조절'을 담당하는 기능이 늦게 자라는 특징이 있어요. 특히 전두엽의 발달이 느려서 감정을 말로 풀기보다 행동으로 먼저 표현하고, 순서를 기다리거나 몸을 멈추는 것이 어렵습니다.

"말리지 않으면 계속 만져요."
"하지 말라고 해도 갑자기 벗어요."
"기분이 복잡하면 몸으로 표현해요." 같은 일이 자주 생겨요.

ADHD 아동의 성교육은 다르게 해야 합니다.

아이에게 '성'이라는 개념보다 '내 몸을 어떻게 다루고, 감정을 어떻게 표현하는지'를 눈으로 보고, 몸으로 느끼고, 반복해서 연습하는 방식이 더 효과적입니다.

그래서 성교육도 단순히 "안 돼"라고 가르치는 것으로는 부족해요.

짧고 명확한 문장과 구체적 상황으로 접근해야 합니다.
- 감성 중심의 그림, 영상, 카드 등 다양한 자료와 함께 짧게 자주 반복해서 말해 주세요.
- 지식보다 행동 중심으로 "하지 마"보다 "이럴 땐 이렇게 하자" 대안을 알려 주세요.
- 잘했을 때는 바로 칭찬, 실수했을 때는 짧고 단호하게 안 되는 이유를 즉각적으로 피드백 해 주세요.

ADHD 아이의 성교육은 반복적인 상황 연습입니다.

요즘 성폭력 예방 교육!! '장난치지 마세요'

성폭력 예방 교육에서 부모와 어른들이 아이들에게 흔히 가르치는 내용은 "싫어요", "안 돼요", "도와 주세요"와 같은 간단한 문구들이에요.

 그리고 모르는 사람을 따라가거나 사탕을 받으면 안 된다 정도의 방식으로 교육하는 경우가 많지요. 하지만 현실에서 발생하는 성범죄는 모르는 사람보다는 아는 사람, 특히 아이들이 신뢰하는 주변 사람들에 의해 더 많이 일어납니다.

 아이들에게 단순히 모르는 사람을 경계하라고만 가르치는 것은 충분하지 않아요. 모르는 사람에 대한 교육은 아이들에게 외모나 상황에 따라 자신만의 기준을 세우게 되며, 어떤 경우는 '아는 사람이라면 괜찮다'는 그릇된 믿음을 가지게 됩니다.

 그래서 기준은 '사람'이 아니라 '상황'이어야 합니다.

 성적 불편함을 느끼게 하는 행동을 하는 사람이 누구이든 간에, 그 상황이 잘못되었음을 인식하고 대응할 수 있도록 가르쳐야 합니다.

  아이들에게 '나만의 존'에 성적 접촉이나 부위에 대한 언급이 있을 때, 그것이 장난이든 진지한 접근이든 상관없이 "장난치지 마세요" 또는 "하지 마세요"라고 분명하게 말하는 상황 연습을 해야 합니다.

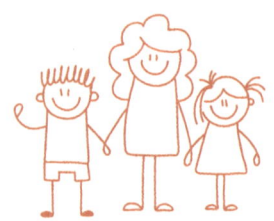

하루 종일 영상을 보여 달라 떼쓰는 아이

힘든 하루의 끝.

겨우 밥을 먹이고 나면 아이 눈엔 어느새 유튜브, 스마트폰, TV 화면이 들어와 있어요. 처음엔 잠깐, 조금만 보여 주려던 것이 하루가 지나고, 일주일이 지나며 어느새 아이도 나도 익숙해진 루틴이 되어 버리곤 하지요. 그리고 어느 날은 껐다고 울고, 못 보게 했다고 떼쓰고, 분노하고 소리 지르는 아이를 마주하면 문득 겁이 나기도 합니다.

"혹시 중독일까?", "내가 잘못하고 있는 걸까?"

혹시 들어보셨나요?

프랑스는 '디지털 쉼표'라는 실험을 시작했다는 사실을요.

프랑스 교육부는 15세 이하 학생들이 학교에 휴대전화를 가지고 오면 등교와 동시에 보관함에 넣게 했어요. 수업 중 쉬는 시간, 점심시간까지 오롯이 사람을 보고 이야기를 하고 움직이는 시간을 주고자 했지요.

왜 그랬을까요? 아이들이 디지털에 너무 오래 노출되면 집중력과 신체활동은 물론 사람과 사람 사이의 연결감, 감정 인식 능력까지 약해진다는 사실을 이미 그들도 알고 있었기 때문이에요.

그래서 잠시라도 기기를 내려놓는 시간을 '단절'이 아니라 '회복'의 기회로 만들기로 한 것이죠.

우리는 어쩌면 아이의 '영상 떼쓰기'를 단순한 고집이나 중독으로만 바라봤을지도 몰라요. 아이의 마음을 조금 더 들여다보면 그 안엔 이런 감정이 숨어 있어요.

"엄마, 내가 지금 너무 심심해", "나, 감정이 뭔지 잘 모르겠어.", "누군가 날 좀 바라봐 줬으면 좋겠어."

디지털 기기를 내려놓는 일은 그저 시간을 줄이는 문제가 아니에요.

그 순간 아이는 관계를 배웁니다. 감정을 표현하는 방법을 찾고 엄마와 눈을 맞추며 다시 연결되는 경험을 하지요.

아이에게 쉼표가 필요해요. 그리고 그 쉼표는 우리의 따뜻한 반응 "지금은 잠깐 멈추자."라는 말로 시작될 수 있어요.

아이가 디지털을 내려놓을 수 있으려면 그 자리에 진짜 연결이 들어와야 해요.

엄마의 눈빛, 작은 터치, 조용히 나란히 앉는 순간 그 모든 것이 영상보다 더 따뜻한 화면이 됩니다.

오늘 하루, 아이와 나 사이에 잠깐의 디지털 쉼표를 만들어 볼 수 있다면, 그것은 우리 둘 다를 위한 선물이 될 거예요.

오늘 우리 아이는 얼마나 오래 화면을 보고 있었나요?

그 시간 중 일부를, 나와 함께한 '쉼'의 시간으로 바꿔 본다면, 어떤 모습일까요?

디지털을 멈추는 순간, 관계는 다시 시작됩니다.

우리 아이 첫 스마트폰, 선물이 아닌 약속으로 시작하세요

① 스마트폰 제공 원칙 세우기

아이에게 스마트폰을 처음 줄 때는 소유권과 사용 규칙에 대해 명확히 약속하는 것이 중요합니다.

② 스마트폰 소유권 명확히 하기

"이 스마트폰은 엄마 거야. 그런데 엄마가 너와 연락도 하고, 필요한 정보를 주고받기 위해서 너에게 잠깐 제공해 주는 거야. 그러니 이것은 네 마음대로 사용할 수 있는 물건이 아니란다. 스마트폰은 엄마의 관리하에 사용해야 해. 네가 약속을 잘 지키고 올바르게 사용하면, 계속 사용할 수 있게 해 줄 거야. 하지만 만약 규칙을 어기거나 마음대로 사용하면, 엄마가 스마트폰을 다시 가져갈 수 있어."

③ 명확한 행동 규칙 세우기

스마트폰 사용 규칙 계획서

이 스마트폰은 선물이 아니라 함께 약속을 지키며 사용하는 도구입니다. 나는 스마트폰을 안전하고 책임감 있게 사용하기 위해 다음 규칙을 부모님과 함께 정하고 지키기로 약속합니다.

1. 사용 시간
   - ☐ 평일: 1일 ＿＿시간 이하 사용
   - ☐ 주말: 1일 ＿＿시간 이하 사용
   - ☐ 숙제를 마친 후에만 사용
   - ☐ 취침 1시간 전에는 사용하지 않기

2. 사용 장소
   - ☐ 거실, 주방 등 가족이 함께 있는 공간에서만 사용
   - ☐ 방 안, 화장실에서는 사용하지 않기

3. 앱 설치 및 콘텐츠
   - ☐ 새로운 앱은 부모님과 상의한 후 설치
   - ☐ 유튜브, 게임 등은 어린이/교육용 콘텐츠만 사용
   - ☐ 유해하거나 폭력적인 콘텐츠는 보지 않기

4. 비밀번호 공유
   - ☐ 스마트폰의 비밀번호는 부모님과 공유하기
   - ☐ 비밀번호를 임의로 변경하지 않기

5. 디지털 예절
   ☐ 모르는 사람과 대화하거나 연락하지 않기
   ☐ 친구를 놀리거나 욕하지 않기
   ☐ 사진·영상은 동의 없이 촬영하거나 공유하지 않기

6. 스마트폰 없는 시간 만들기
   ☐ 식사 시간에는 스마트폰 사용하지 않기
   ☐ 가족과 이야기할 때는 스마트폰 내려놓기

7. 함께 점검하기
   ☐ 부모님과 주 1회 스마트폰 사용 기록 함께 확인하기
   ☐ 숨기거나 거짓말하지 않기

약속을 지키지 못했을 경우, 스마트폰 사용이 일시 중지될 수 있습니다. 이 약속은 우리 가족이 함께 정한 서로의 신뢰와 존중을 위한 규칙입니다. 이 규칙에 동의하며, 성실히 지킬 것을 약속합니다.

작성일   년   월   일

아이 이름 _____ (서명)
부모 이름 _____ (서명)

여자가 되고 싶다는 우리 아들, 남자가 되고 싶다는 우리 딸

3~5세는 에릭슨(Erikson)의 심리사회적 발달 단계에서 성에 대해 관심을 가지기 시작하는 시기로, 이때 중요한 발달은 바로 주도성입니다. 아이들은 이 시기에 자신이 하고 싶은 것을 스스로 선택하고 실행하려는 강한 욕구를 보입니다.

  5세 아들이 치마를 입고 싶어하는 행동은 여름에 털신을 신고 싶어하는 마음과 비슷하게 바라봐야 합니다. 이 시기의 아이들은 성정체성에 대한 고민보다는 자신이 좋아하는 것을 경험하고 탐구하려는 마음이 더 큽니다.

  아이의 행동을 긍정적으로 받아들여 주고 "집에서 엄마와 역할놀이를 할 때 입어 보자"와 같은 제안을 통해 아이의 욕구를 수용하면서도 상황에 맞게 조율해 주세요.

  이때 아이에게 치마를 입은 기분이나 옷이 불편하지는 않은지 물어보며, 아이의 내면을 이해하려는 대화도 중요합니다.

  성정체성에 대한 걱정은 아직 성급한 시기입니다. 성정체성은 사춘기 이후 성인이 되어가면서 확립되기 때문에, 지금 시기는 아이가 다양한 것을 경험하고 스스로 좋아하는 것과 싫어하는 것을 느끼는 단계입니다.

  초등학교 이전의 아이들이 여자 옷에 호기심을 가지거나 관심을 보이는 것은 흔한 일이며, 이는 성정체성과 직접적인 관련이 없으니 걱정하지 않으셔도 됩니다.

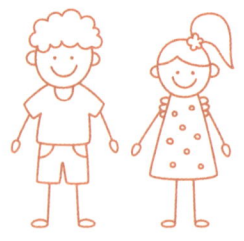

아이가 부부 관계를 목격했어요

아이에게 부부 관계를 들키는 순간 많은 부모는 당황하고 말문이 막히게 됩니다.

아이의 혼란을 풀어주는 가장 좋은 방법은 '사과와 설명'입니다.

"잘못한 일이 아닌데 왜 사과해야 하지?"라고 생각하실 수도 있어요. 하지만 여기서 말하는 사과는 '부부 관계' 자체에 대한 사과가 아니라, 아이가 원치 않게 그 장면을 보게 된 상황에 대한 책임을 지는 사과입니다.

부부 관계는 엄마, 아빠만의 친밀한 사적인 행동입니다.

아무리 자연스럽고 건강한 부부의 사랑 표현이라 해도, 아이에게는 혼란스럽고 불편할 수 있는 장면이기 때문에 "엄마 아빠가 조심하지 않아서 너에게 미안해"라고 말해 주는 것이 필요합니다.

이 사과는 단순한 예의가 아니라 아이가 느꼈을 불편함을 진심으로 인정하고, 감정을 보호해 주는 행위입니다.

▶ 어떻게 해야 할까요?

사과를 한 후엔 아이의 감정을 먼저 물어보세요.
"그때 엄마, 아빠가 뭐 하고 있었다고 생각했어?"
"그걸 봤을 때 어떤 기분이 들었니?"

이런 질문을 통해 아이가 어떻게 이해하고 있는지 확인하고 아이의 감정을 충분히 공감해 주세요. 그리고 아이가 이해할 수 있는 수준에서 아이 눈높이에 맞는 설명으로 부부 관계를 설명해 주세요.
"엄마, 아빠가 서로 많이 사랑해서 포옹도 하고 뽀뽀도 하고, 때로는 옷을 벗고 몸을 만지기도 해. 그것은 서로 사랑하고 신뢰할 때만 할 수 있는 특별한 행동이야."

아이가 혹시 "엄마가 아프다고 생각했어"라고 이야기한다면, "아빠가 엄마를 아프게 한 것이 아니야. 엄마, 아빠가 사랑을 나누는 시간이었어"라고 알려주어야 합니다.

너무 자세하거나 생물학적인 설명은 피하고 관계 중심으로 사랑, 신뢰, 생명의 탄생으로 연결되는 따뜻한 맥락으로 설명하는 것이 좋습니다.

부모의 태도가 아이의 기억을 바꿉니다. 이런 민감한 상황에서 부모가 얼마나 차분하고 책임감 있는 태도를 보이느냐가 아이의 감정 회복에 결정적인 영향을 미칩니다.

사과와 대화는 아이가 이 경험을 수치나 혼란이 아닌 신뢰와 사랑 속에서 이해하고 넘길 수 있도록 도와주는 가장 중요한 과정입니다.

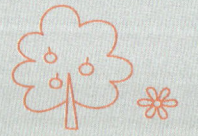

3부
부족한 것은 채워요

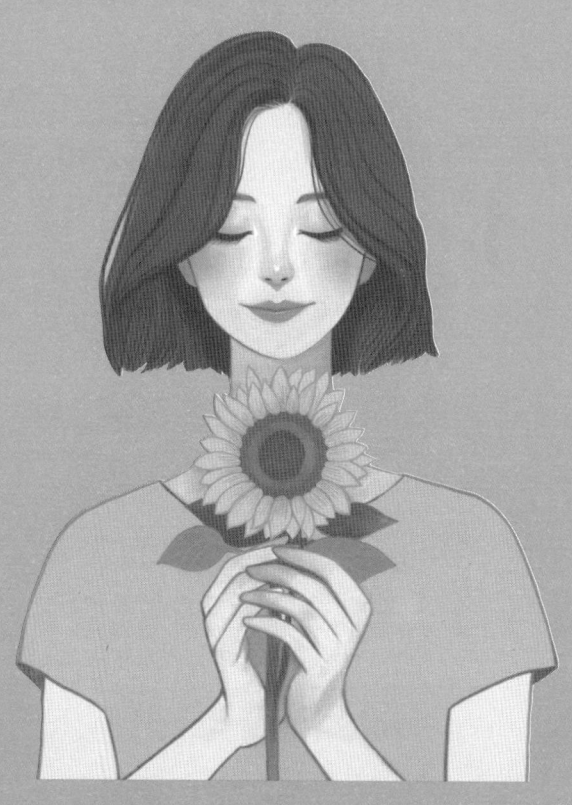

거절보다는 전환이, 질책보다는 안정감을 주는 것이

아이의 마음에 훨씬 더 건강하게 남아요.

예측 가능한 애착의 루틴이 아이의 마음을 많이 편안하게 해 줘요.

심리를 통해 보는 우리 아이 성적 행동

엄마가 일을 시작하니 아이가 자꾸 가슴에 집착해요

아이는 몸으로 마음을 말해요. 아이에게 엄마는 세상의 중심이지요.

그 엄마가 갑자기 바빠지고, 떨어져 있는 시간이 많아지면 말로 설명은 못 해도 마음이 출렁이기 시작해요. 그때 아이가 찾는 것은 엄마의 품이고, 엄마의 온기이고, 가장 안전했던 '엄마의 가슴'이에요.

수유의 경험이 있든 없든 아이에게 엄마의 가슴은 사랑받았던 기억, 편안했던 감각이 담긴 곳입니다. 그래서 지금처럼 마음이 흔들릴 때 그곳을 다시 찾는 것은 너무 자연스러운 반응이에요.

아이의 행동은 '가슴에 대한 집착'이 아니라, "엄마, 나 불안해요. 다시 나와 연결해 주세요"라는 신호입니다. 부끄럽거나 잘못된 행동이 아니라, 아이가 엄마를 믿고 의지하고 있다는 증거예요.

거절보다는 전환이, 질책보다는 안정감을 주는 것이 아이의 마음에 훨씬 더 건강하게 남아요. 하루 10분이라도 아이와만 함께 하는 '엄마와 나만의 시간'을 고정적으로 만들어 주세요. 예측 가능한 애착의 루틴이 아이의 마음을 많이 편안하게 해 줘요.

아이의 손을 천천히 잡아 주며 말해 주세요.

"엄마는 지금도 네 곁에 있어. 너는 언제나 소중해."

그렇게 아이는 가슴이 아닌 마음으로, 다시 엄마와 연결될 수 있습니다.

좋으면 친구를 안고 뽀뽀하는 아이, 어떻게 봐야 할까요?

유아기와 아동기 아이들은 자신의 감정을 말보다 몸으로 먼저 표현하는 시기입니다.

"좋아해", "친해지고 싶어" 같은 마음이 자연스럽게 신체 접촉을 통한 애정 표현으로 나타날 수 있어요. 이 시기의 아이는 애착을 바탕으로 관계 맺기를 연습하며, 어떻게 하면 친구와 가까워질 수 있을지 몸으로 배우는 중이랍니다.

부모는 먼저 아이를 혼내기보다 그 감정을 있는 그대로 인정해 주는 태도가 중요해요.

"친구가 많이 좋았구나."

"안아주고 싶을 만큼 반가웠구나."

그리고 그 감정을 더 좋은 방법으로 표현하는 법을 알려 주세요.

"친구가 놀랄 수도 있으니까 먼저 '안아도 돼?' 하고 물어보자. 친구가 '응, 괜찮아'라고 하면 안아줘도 되고, '싫어'라고 하면 안 하는 거야. 친구의 마음을 존중하는 것이 진짜 멋진 친구야."

아이는 사랑을 몰라서 그런 행동을 하는 것이 아니라, 사랑을 배우고 표현하는 법을 익혀가는 중이에요. 이 시기에는 무조건적인 금지보다, 서로 기분 좋게 표현하는 방법을 알려주는 성교육이 필요해요.

이런 경험이 쌓이면, 아이의 사회성, 감정 조절력, 그리고 타인을 존중하는 마음도 함께 자라납니다.

동생이 태어난 후, 유아 자위 행동을 시작한 첫째 아이

동생이 태어난 후 첫째 아이가 갑자기 자위 행동을 보이기 시작했다면, 그 행동은 단순한 성적 호기심이 아니라 마음의 신호일 수 있어요.

첫째는 이제 막 생긴 변화 속에서 '엄마의 아기' 자리에서 밀려났다는 상실감, 외로움, 질투를 겪고 있을지도 몰라요. 하지만 그 감정을 말로 표현하기는 아직 어려워요. 그래서 아이는 불편한 마음을 몸을 통해 표현하려고 하는 거예요.

자위는 이때 아이에게 불안을 달래고 마음을 안정시키는 방식이 될 수 있어요.

"엄마는 이제 동생만 좋아해…", "나도 엄마가 나만 봐줬으면 좋겠어…" 이런 속마음이 숨어 있을 수 있어요.

무작정 "그런 거 하면 안 돼!"라고 말리는 것보다 아이 마음을 먼저 다독이는 태도가 필요해요.

▶ 어떻게 해야 할까요?

- "넌 여전히 사랑받고 있어"라는 메시지를 자주, 구체적으로 표현하기

행동으로도 눈 마주치며 웃어주기, 토닥이기, "너랑 노는 시간이 난 제일 좋아"라고 말해 주세요.

- **하루 30분, 첫째만을 위한 시간 마련하기**

짧아도 괜찮아요. 그 시간만큼은 "엄마는 지금 오직 너와 함께 있어"라는 느낌을 줄 수 있도록 핸드폰도, 동생도 잠시 내려놓고 아이에게 집중해 주세요.

- **놀이와 스킨십으로 연결감 채워주기**

"엄마 품은 아직도 너의 자리야." 이 메시지가 몸으로 전달될 수 있도록, 아이가 좋아하는 놀이나 스킨십을 자주 해 주세요.

감정의 연결이 회복되면, 아이도 점차 자위 대신 부모와의 관계 속에서 안정감과 만족감을 느끼게 될 거예요.
행동이 아닌 그 너머의 마음을 만져 주세요.

아이가 자꾸 팬티를 벗어요. 왜 그럴까요?

처음엔 걱정이 앞섭니다.

'혹시 피부가 가려운 것은 아닐까? 더운 것은 아닐까? 하지만 신체적인 문제가 없다면, 아이의 마음이 보내는 신호일 수 있어요.'

'내 몸은 내가 결정해 보고 싶어!' 하는 통제감 실험일 수도 있고, "엄마, 나 좀 봐줘요." 하는 관심 요청일 수도 있어요. 또는 동생이 태어나며 엄마와의 연결이 느슨해졌을 때 '아기'로 돌아가고 싶은 퇴행의 표현일 수도 있지요.

이럴 땐 무작정 "안 돼!" 하고 말리기보다, 아이의 마음을 먼저 들여다보는 태도가 중요해요.

아이의 하루를 떠올려 보세요. 마음이 불안하거나, 외롭거나, 엄마가 너무 바쁘진 않았을까요?

▶ 어떻게 해야 할까요?

• 당황하거나 화내기보다는 차분하게 다가가기

"앗, 팬티 벗었네? 여기 팬티 다시 입자." 하며 자연스럽게 다시 입히세요. 눈을 크게 뜨거나 놀란 표정을 짓는 것만으로도 아이는 '이 행동이 특별하구나' 하고 느낄 수 있어요.

- **감정과 욕구 짚어주기**

"혹시 불편했어?", "답답했어?" 이렇게 가볍게 이유를 묻는 것만으로도 아이는 스스로 감정을 돌아볼 기회를 얻게 됩니다.

"너 혼자 팬티 벗어 봤구나. 근데 팬티는 우리 몸을 따뜻하고 안전하게 지켜 주는 친구야."

- **놀이로 전환해서 옷의 역할 알려주기**

옷 입히기 인형 놀이, 울타리 놀이 등을 통해 자연스럽게 "옷은 나를 지켜 주는 울타리"라는 개념을 익히게 도와줄 수 있어요.

"너의 몸은 오직 너만 지킬 수 있는 소중한 세계야. 옷은 그 세계를 감싸 주는 다정한 울타리야."

엄마의 이 말 한마디가 아이 마음을 먼저 안아 주는 시작이 될 거예요. 점차 자신의 몸을 존중하고 소중히 여기는 법을 배워 갑니다.

간혹, 기질이 예민한 아이는 팬티의 촉감이나 조임에도 민감하게 반응해 본능적으로 벗어버릴 수 있어요. 이럴 땐 다양한 재질과 디자인을 시도해 보되, 거부감이 클 땐 당장은 팬티 없이 지내도 괜찮아요. 아이는 자라면서 몸에 대한 인식과 사회적 맥락을 점차 배워 가며 자연스럽게 준비될 거예요. 중요한 것은 아이가 '내 몸은 존중받고 있다'는 경험을 통해 자기 몸을 긍정하게 만드는 것입니다.

팬티는 짧은 시간부터 천천히 익숙해지도록 도와주는 접근이 필요합니다.

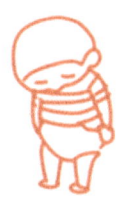

아이가 사람을 그릴 때 생식기 부분을 강조해요

아이가 생식기를 강조해서 그리면 처음엔 그럴 수 있다지만, 자주 반복되면 걱정이 되기 시작합니다. 아이에게 물어보세요. "이 그림은 어떤 이야기야?", "이렇게 그리고 싶었던 이유가 있었을까?" 조용히 다그치지 않고 물어봐 주시고 혹시 궁금한 부분이 있다면 아이 연령에 맞는 그림책을 보면서 이야기 나눠 주세요.

단, 아이의 행동이 3개월 이상 반복되거나 불안한 모습이나 예민함이 보인다면, 그것은 아이 마음이 도움을 요청하는 작은 신호일 수 있어요. 그럴 땐 혼자 고민하지 마시고 가까운 소아 심리 센터나 아동 상담소에서 미술 치료를 통해 전문가와 함께 아이의 마음을 천천히 들여다 보세요.

집에서도 일상 속 환경도 조심스럽게 살펴봐 주세요. 혹시 자극적인 영상, 이야기, 환경은 없었는지 아이의 세계를 안전하게 지켜주는 것 또한 부모님의 역할이랍니다.

부모와의 정서 경험이 아이의 성적 행동으로 나타나는 방식

① 정서적 허기 → 신체적 접촉으로 해소하려는 경향

아이들은 정서적인 안정감이 부족할 때, 본능적으로 '가까움'과 '따뜻함'을 찾게 돼요. 그게 꼭 감정적인 말이나 스킨십의 형태가 아닐 수도 있어요. 때로는 신체 접촉, 관심을 끄는 행동, 성적 자극에 대한 과도한 호기심으로 나타나기도 합니다.

예) 다른 사람의 몸을 만져보려 하거나, 자위 행동에 집착하거나, 성적인 말과 행동을 반복하는 아이들의 이런 행동은 단순히 성에 대한 관심이라기 보다는 "나를 봐줘", "나랑 연결해 줘"라는 정서적 신호일 수 있어요.

정서 경험	아이의 성적 행동으로 나타나는 방식
정서적 결핍	과도한 스킨십 요구, 신체 접촉 집착
감정 표현 미숙	유아 자위 행동 반복
관계 단절감	음란물 탐색, 자극 추구 행동
애착 불안	과한 신체 접촉, 자기 몸과 감정을 다루는 능력 부족

② 정서적 단절 → 성에 대한 관심으로 대체되는 경우

부모가 늘 곁에 있지만 '정서적으로 닿지 않는' 경우, 아이들은 스스로 위로 받을 수 있는 다른 자극을 찾아요. 자극적인 영상이나 자기만의 상상 속 놀이 등이 성에 대한 왜곡된 관심으로 흘러갈 수 있어요. "나는 엄마에게 따뜻함을 느끼지 못했지만 이 영상은 뭔가 짜릿하고 위로가 되는 것 같아." 이렇게 왜곡된 성적 관심은 '정서적 허기'가 만들어낸 비뚤어진 충족 방식일 수 있습니다.

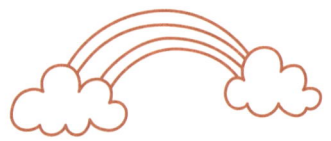

 애착은 안녕하십니까?

사춘기 문제 행동, 애착에서 시작되는 이야기

사춘기 아이들을 상담하다 보면 불안, 우울, 자기비하, 강박, 이성교제에 대한 집착, 심지어 일탈적 성적 행동까지 다양한 문제들이 드러납니다. 겉으로 보기엔 단순한 반항이나 충동처럼 보일 수 있지만, 상담을 깊이 들어가 보면 대부분의 아이들이 어린 시절의 애착 결핍을 안고 있다는 것을 알게 됩니다.

그렇다면 애착의 결핍은 어떻게 드러날까요?

영유아기에 부모님이 너무 바쁘거나 자주 양육자가 바뀌면서 안정적인 애착 관계를 맺지 못한 아이들은 사춘기에 접어들어 그 결핍을 외부에서 채우려는 행동을 보입니다. 어떤 아이는 이성에게 집착하며 사랑을 갈구하고, 또 어떤 아이는 불안과 자기비하에 빠져 스스로를 자해하거나 자기 파괴적인 자위 행동으로 고통을 표현하기도 해요.

일부 아이들은 일탈적인 성 행동으로 관심과 애정을 확인하려 하지만, 그것이 오히려 더 깊은 상처와 불안, 공허함을 만들기도 합니다.

이 모든 문제의 뿌리는 영유아기에 맺었던 애착 관계로부터 시작됩니다. 안정적인 애착을 경험한 아이는 스스로를 소중하게 여기고 타인과 건강한 관계를 맺으며 성장합니다.

반면, 애착이 부족한 아이는 그 결핍을 채우기 위해 끊임없이 불안 속에서 흔들리게 되지요.

아이에게 꼭 필요한 것은 값비싼 장난감도 학원도 아닙니다.

'내가 사랑받고 있다는 확신', '엄마 아빠는 언제나 내 편이야'라는 깊은 신뢰입니다.

그것이 바로 애착이며 아이가 평생을 살아갈 수 있는 마음의 버팀목이 됩니다

유아기는 부모와 깊이 연결되는 시기로 놓쳐서는 안 될 애착의 골든타임입니다.

이 시기에 맺는 관계는 사춘기를 넘어 아이의 평생의 정서 건강에 영향을 주게 됩니다.

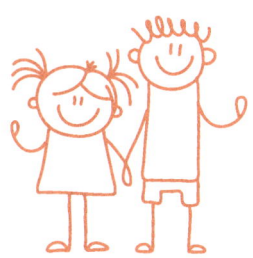

성행동 너머에 있는 우리 아이의 마음

아이들은 자라면서 자연스럽게 자신의 몸에 관심을 갖고 성적인 행동을 하기도 합니다.

하지만 그 행동이 반복되거나 다른 아이를 불편하게 만든다면, 그 안에 감정이나 관계에 대한 다른 신호가 숨어 있을 수 있습니다.

아이의 성행동을 감정의 신호로 바라보세요. 반복성과 맥락을 살펴보고, 아이의 마음에 어떤 필요가 있었는지 질문해보세요. "그만해!"보다는 "심심했어?", "마음이 불안했니?"처럼 감정을 물어보는 대화와 애착을 강화할 수 있는 놀이, 대화, 스킨십을 자주 해 주세요.

아이들은 언제나 몸과 마음으로 무언가를 말하고 있어요. 몸을 존중하는 교육은 결국 아이의 마음을 읽어주는 것에서부터 시작됩니다.

안아줘! 안아줘! 우리 아이가 사랑을 너무 갈구해요

떨어지지 않으려 하고, 엄마만 찾는 우리 아이…. 이럴 때 부모는 고민에 빠집니다.

"지금 아이가 사랑을 확인받고 싶은 걸까? 아니면 뭔가 불안한 걸까?"

이런 행동을 안정 애착의 표현으로 봐야 할지, 분리불안의 신호로 해석해야 할지 헷갈릴 수 있지만, 무엇보다 중요한 것은 아이의 감정에 주목하는 것입니다.

▶ 안정 애착의 표현일 때
- 아이가 감정적으로 힘들거나 피곤한 날, 유독 엄마에게 자주 안기려 한다.
- 엄마 품에서 잠깐 안정되면 다시 놀이로 돌아간다.
- 안기는 동안 표정이 편안하고, 애교나 웃음도 함께 나온다.
- 신체 접촉을 통해 마음을 채운 뒤, <u>스스로 떨어지기도 한다</u>.

이럴 때는 아이에게 "지금 엄마가 네 곁에 있어"라는 확신과 따뜻한 접촉이 충분한 위로가 됩니다.

"힘들 땐 언제든 안겨도 돼", "엄마는 늘 네 편이야" 와 같은 말 한마디와 손길만으로도 아이는 안정감을 회복합니다.

▶ **분리불안의 신호일 때**
- 엄마와 떨어지는 상황(유치원 등원, 잠자리, 외출 등)에서 극심하게 불안해한다.
- 엄마가 보이지 않으면 크게 울거나 불안정한 행동(문 열기, 따라오기 등)을 보인다.
- 놀이 중에 엄마가 자리를 뜨면 불안해하며 계속 확인한다.
- 자주 배가 아프다거나 몸이 아프다고 말하며 곁에서 떨어지지 않으려 한다.

아이는 '엄마가 사라지면 다시는 못 만날지도 몰라'라는 불안감에 휩싸여 있는 상태입니다.

이럴 땐 예측 가능한 반복 루틴, 짧은 이별 연습, "꼭 다시 올게."라는 반복적 메시지로 신뢰감을 쌓아 주세요.

같은 "안기려는 행동"이라도 그 안에 담긴 감정이 '보고 싶어서'인지, '불안해서'인지에 따라 부모의 반응도 달라져야 해요. 그리고 무엇보다 아이가 어떤 이유로 안기든, 그 자체가 문제는 아닙니다.

  중요한 것은 그 안에 담긴 '마음의 메시지'를 부모가 어떻게 읽고 반응해 주느냐입니다.

  부모와의 신뢰와 믿음이 쌓이면 아이는 어느 순간 스스로의 감정을 조절하고 다시 '놀이'로 돌아가는 힘을 얻게 됩니다.

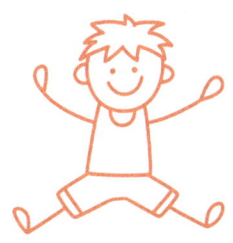

조금만 화내도 "엄마, 나 싫어졌어?"라고 물어요

아이에게 살짝 화를 냈을 뿐인데, "엄마, 나 싫어졌어?"라고 묻는 말에 마음이 철렁 내려앉으셨지요. 이 말은 단순한 투정이 아니에요. 그 속엔 아이가 느끼는 아주 작고 여린 불안이 숨어 있어요.

애착이 불안정해서 사랑받고 있는지 확신이 흔들릴 때 보이는 반응이에요.

특히 평소에는 다정하게 대해 주다가, 화가 났을 땐 말없이 외면하거나 아이가 감정을 강하게 표현할 때 회피하거나 무시당한 경험이 반복되면, 아이 마음엔 이런 생각이 자리잡기 시작해요.

'사랑은 상황에 따라 바뀔 수도 있구나.'

아직 어린 아이는 엄마의 '화난 감정'과 '나를 싫어하는 것'을 잘 구분하지 못해요. 엄마가 짜증을 내거나 실망한 표정을 지으면 "엄마 마음이 변한 걸까?" 하고 걱정부터 하게 됩니다.

부모가 화를 낸 뒤 아무런 회복 행동 없이 지나가면, 아이 마음엔 감정의 끝이 어디인지 알 수 없어 더 큰 불안이 남게 됩니다. 그래서 아이는 계속 확인하고 또 묻게 되는 거예요.

　조금은 서툴고 여린 아이의 마음을 꼭 안아 주세요.
　"엄마는 화가 났어도, 널 사랑하는 것은 절대 안 변해."
　그 말 한마디가 아이 마음의 가장 단단한 울타리가 되어줄 거예요.

어린 시절 사랑을 못 받아서,
아이에게 사랑을 주는 것이 너무 어려워요

"나는 어릴 때 사랑을 제대로 받아본 기억이 없어요. 그래서 그런지… 아이를 사랑하는 것도 자꾸 어렵게 느껴져요."

이 고백은 많은 엄마들이 조용히, 그러나 가슴 깊이 안고 살아가는 마음입니다.

누구보다 사랑하고 싶은데 표현이 어색하고 서툴러요. 꾹 참았다가 터지고, 후회하고, 미안해지고…

그러면서도 '나 같은 사람이 엄마가 되어도 되는 걸까?' 하는 마음이 들기도 하죠.

하지만 꼭 기억해 주세요.

애착은 태어날 때 완성되는 것이 아니라, 살아가며 만들어지는 관계예요.

우리는 종종 애착을 "아기 때 얼마나 안아줬느냐" 같은 물리적 접촉의 문제로만 생각하지만 사실 애착은 아이의 마음속에 만들어지는 '사람과 세상을 믿는 틀' 이에요.

그리고 그 틀은, 아이가 커서 다른 사람과 맺는 모든 관계의 밑바탕이 됩니다.

  심리학자 Benoit & Parker(1994)*는 외할머니–엄마–아기, 이렇게 세 세대를 따라 애착을 연구했어요. 그 결과, 엄마가 자신의 엄마에게 받았던 애착의 방식이 지금 아이에게 주는 방식과 놀라울 정도로 닮아 있었다는 걸 밝혀냈죠. 이것을 '애착의 연속성'이라고 해요.

  지금 내가 아이와 맺는 이 관계는 단순히 오늘 하루의 감정이 아니라 한 세대에서 다음 세대로 흘러가는 마음의 고리라는 뜻이에요. 그런데 여기서 가장 놀라운 희망은 이 고리는 '끊을 수 있다'는 것! 그리고 새롭게 다시 이어갈 수도 있다는 것이에요.

  사랑을 충분히 받지 못한 경험이 있다는 건, 그만큼 사랑이 얼마나 간절하고 소중한 감정인지 누구보다 잘 알고 있다는 뜻이에요. 엄마가 아이를 사랑하고 싶은데 서툴다면, 그것은 엄마 안에 사랑이 없어서가 아니라 사랑을 배울 기회가 없었던 것뿐이에요. 그러니 이제 천천히 다시 배워보면 돼요.

---

* Benoit & Parker(1994), Stability and Transmission of attachment Across Three Generations 「애착은 어떻게 세대를 넘어 전달되는가」

그 첫 걸음은 아주 작아도 괜찮아요.

아이에게 눈을 맞추고 "응, 듣고 있어."라고 말해 주는 것, 잠들기 전에 아이 손을 가만히 잡아주는 것, "엄마가 아까는 너무 지쳤었어, 미안해"라고 솔직히 말해 보는 것. 이런 아주 작고 일상적인 순간들이 아이 마음속에 "나는 사랑받을 수 있는 존재구나"라는 믿음을 심어줘요.

그리고 그 믿음은 언젠가 또 다른 사랑을 만들어내는 힘이 될 거예요.

당신은 지금 결핍의 고리를 끊고 연결의 고리를 새로 잇는 중이에요. 부족하다고 느끼는 바로 그 마음이 아이에게 새로운 애착을 만들어줄 수 있는 가장 따뜻한 출발점입니다.

엄마가 늘 완벽하지 않아도 괜찮아요. 지금처럼 아이를 바라봐 주고 사랑하려는 마음을 포기하지 않는 그 자체로 당신은 이미 '충분히 좋은 엄마 Good enough mother'**입니다.

** 정신분석가 Donald Winnicott은 완벽하지 않아도 아이에게 안정적이고 따뜻한 엄마를 'Good enough mother(충분히 좋은 엄마)'로 정의

나를 껴안는 시간

아이를 품기 전에, 내 안의 아이부터 안아주는 연습

부모가 된다는 것은 누군가를 돌보는 일이자,

나 자신을 다시 만나게 되는 여정이기도 합니다.

아이를 키우며 겪는 다양한 감정들, 설명하기 어려운 반응들,

그리고 아이를 훈육한 후 밀려오는 죄책감이나 미안함…

그 모든 감정의 뿌리는 어쩌면 내 어린 시절의

애착 경험과 조용히 연결되어 있을지도 모릅니다.

《나를 껴안는 시간》은 자기 성찰을 위한 감정 노트입니다.

부모로서의 나를 탓하거나 평가하기 위한 것이 아닙니다.

오히려, '나도 누군가의 아이였지.'

그 단순하지만 소중한 사실을 다시 떠올리며,

더 따뜻하고 단단한 양육자로 서기 위한 한 걸음을 내딛는 과정입니다.

이제, 잠시 시간을 멈추고 '엄마이기 이전의 나',

아직 작고 여렸던 나 자신을 따뜻하게 돌아보는 시간을 가져 보세요.

아래의 질문들은 당신 안의 어린아이에게 천천히 말을 걸기 위한

다정한 도구입니다. 그리고 이 기록은, 당신이 아이에게

어떤 부모가 되고 싶은지를 발견해 가는 여정이 될 거예요.

나의 어린 시절 애착은 어땠을까?

부모로서의 나를 이해하는 시간

❶ 내 기억 속, 가장 오래된 '돌봄의 기억'은 어떤 장면인가요?
 (누가 나를 돌봐줬나요? 어떤 기분이었나요?)
 ☐ 사람:
 ☐ 나이:
 ☐ 상황:
 ☐ 그때의 내 감정은:

_____
_____
_____

❷ 내가 어릴 적, 울거나 아플 때 가장 먼저 찾았던 사람은 누구였나요?
 그 사람은 내 감정에 어떻게 반응했나요?

_____
_____

 기억나는 장면이나 말투가 있다면 적어 보세요.

_____
_____

❸ 나의 부모(혹은 양육자)는 나의 감정에 귀 기울였던 사람인가요?
  ☐ 늘 잘 들어줬다.
  ☐ 대체로 괜찮았지만, 바쁠 땐 무시당했다.
  ☐ 감정보다 행동을 먼저 훈육받았다.
  ☐ 감정 표현이 어려웠고 억눌렸다.
  ☐ 기타

❹ 어린 시절, '나는 소중한 존재다'라는 감정을 느낀 순간이 있나요?
  기억에 남는 칭찬, 응원, 따뜻한 눈빛이 떠오른다면 적어 보세요.

_____
_____
_____
_____
_____

❺ 반대로, 지금도 마음 한켠에 남아 있는 아쉬운 장면이 있다면요?
   (예: "엄마가 너무 바빴다", "울어도 안아주지 않았다" 등)
   그 장면 속에서 내가 느낀 감정을 적어 보세요.

   _____
   _____
   _____
   _____
   _____
   _____
   _____
   _____
   _____
   _____
   _____
   _____

❻ 나의 어린 시절 감정 표현은 어땠나요?
   ☐ 자유롭게 표현했다.
   ☐ 혼나지 않으려고 감정을 숨겼다.
   ☐ 울고 화낼 때 늘 눈치를 봤다.
   ☐ 누구에게도 말하지 못했다.
   ☐ 기타

❼ 나는 어떤 방식으로 위로를 받으며 컸나요?
(안아주는 손길, 따뜻한 말, 그냥 혼자 이겨냄 등)

❽ 지금 내 아이에게 가장 자주 해 주는 말은 무엇인가요?

그 말은 나의 어린 시절 양육자에게도 들었던 말인가요?

혹은, 듣고 싶었지만 듣지 못했던 말인가요?

❾ 내 안의 어린아이는 지금 어떤 표정을 짓고 있나요?
　　☐ 외롭다.
　　☐ 슬프지만 괜찮다.
　　☐ 누군가 안아줬으면 좋겠다.
　　☐ 마음이 따뜻해진다.
　　☐ 사랑받고 있다.
　　☐ 기타

❿ 나는 이제 어떤 '양육자'가 되고 싶나요?
　　아이에게 어떤 마음을 전하고 싶은가요?

_____
_____
_____
_____
_____
_____
_____
_____
_____
_____
_____
_____
_____
_____

나의 다짐 한마디

아이를 돌보는 당신도, 돌봄이 필요했던
어린 아이였다는 사실을 잊지 마세요.

《나를 껴안는 시간》은 당신의 내면에 있는
그 아이에게 건네는
첫 번째 인사이자, 다정한 포옹입니다.

그리고 그 포옹은,
당신의 아이에게도
더 따뜻한 품으로 이어질 거예요.

이야기를 맺으며

"엄마가 아이를 돌보는 일은 참으로 벅차고 때로는 지치는 순간들이 많지요. 매일의 육아는 끝없는 반복처럼 느껴지고 머릿속엔 내가 정말 잘하고 있는 걸까?"라는 질문이 떠나지 않기도 해요. 육아에 치여 내 자신이 사라진 듯한 기분을 느낄 때도 있을 테고요. 그럼에도 우리는 아이를 향한 사랑이 온전히 전해지기를 간절히 바라며 하루하루를 보내고 있습니다.

하지만 때때로, 아이를 향한 시선 너머로 내 안의 나를 바라보는 시간이 필요합니다. 항상 아이에게 더 잘해 주고 싶지만, 나 자신에게는 얼마나 다정했는지 돌아 보세요.

"나는 어떤 아이였을까?"
"나는 어떤 감정을 품고 자랐을까?"
"그때의 나는 어떤 사랑을 받고 싶었을까?"

이 질문들은 단순한 회상이 아니라 지금의 내가 어떤 부모로 살아가고 있는지를 비추는 거울이 됩니다. 아이를 사랑하는 법은 아이를 통해서가 아니라 나 자신을 이해하고 돌보는 것에서부터 시작될 수 있어요.

혹시 마음속에 오래된 서운함이나 외로움이 있다면 그 기억을 억지로 밀어내지 말고 천천히 들여다 보고 '그럴 수 있었지' 하고 인정해 주세요. 그때 충분히 채워지지 않았던 사랑이 있다면 지금의 내가 내 아이에게 새롭게 건네줄 수 있습니다. 그리고 그 과정은 결국 내가 나에게도 사랑을 다시 채워주는 여정이 됩니다.

부모라는 역할은 정답을 찾는 시험이 아니라 함께 길을 만들어 가는 과정이 아닐까요? 완벽하지 않아도 괜찮아요.

실수하고, 다시 돌아보고, 다시 손을 내미는 그 모든 순간이 아이에게는 진짜 사랑이 됩니다.

지금, 이 순간 우리는 모두 누군가의 아이였고,
이제는 누군가의 부모가 되었습니다.
부모로서의 여정을 걸어가는 지금,
당신 자신을 돌아보고 어린 시절의 나를 따뜻하게 안아 주세요.

내가 우리 부모를 기억하듯 나는 우리 아이에게 어떤 부모로 기억되고 싶은가요?
오늘의 당신을 위해,
내일의 아이를 위해,
오늘 한 번 질문해 보세요.

당신의 애착은
안녕하십니까?

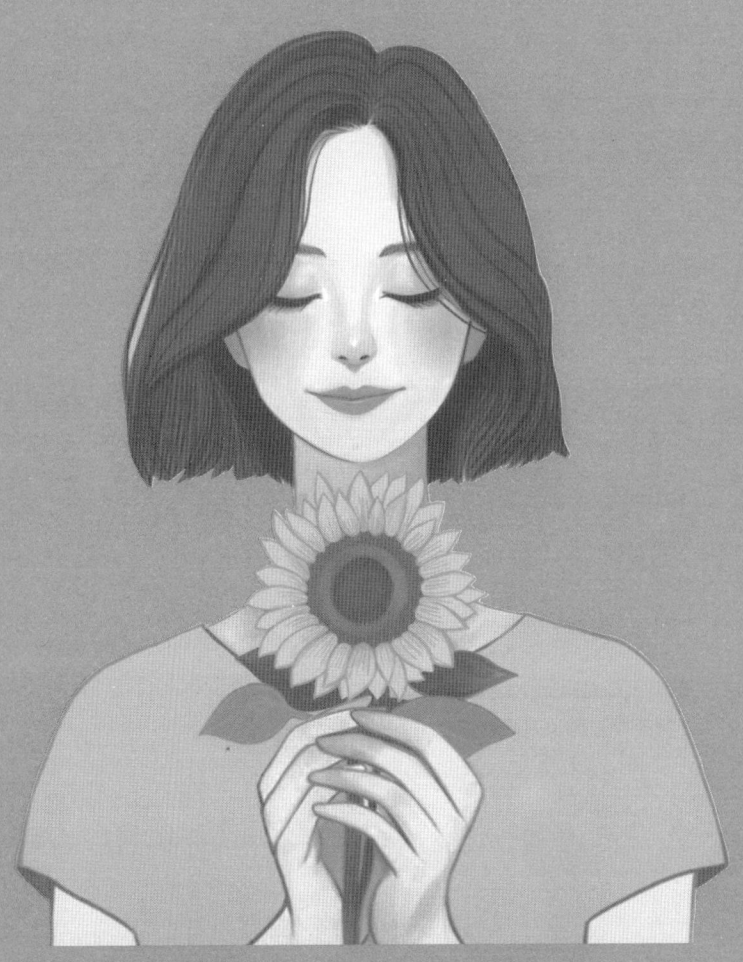

엄마 성교육의 힘

초판1쇄 발행일 2025년 8월 25일

지은이 한혜선 | **감수** 김봉환
펴낸이 김현숙 | **디자인** 서진

펴낸곳 도서출판 별내리(里) | **주소** 서울 노원구 화랑로 465
전화 02-967-1554 | **팩스** 02-967-1555
홈페이지 www.donginrang.co.kr | **이메일** webmaster@donginrang.co.kr
출판등록 제25100-2021-000023호
ISBN 979-11-974395-1-3 (03180)

책값은 뒤표지에 있습니다. 잘못된 책은 구입하신 곳에서 바꾸어드립니다.